小儿危急重症识别流程

XIAOER WEIJI ZHONGZHENG SHIBIE LIUCHENG

吕 兴 蒋小云 林晓源 ◎ 主编

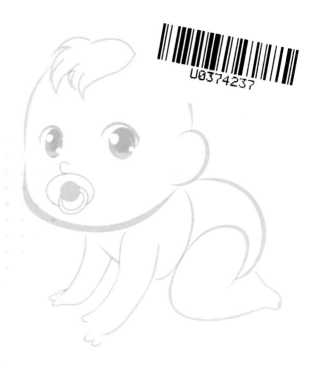

中山大学出版社

·广州·

版权所有　翻印必究

图书在版编目（CIP）数据

小儿危急重症识别流程/吕兴，蒋小云，林晓源主编. —广州：中山大学出版社，2022.11

ISBN 978-7-306-07631-1

Ⅰ. ①小… Ⅱ. ①吕… ②蒋…③林… Ⅲ. ①小儿疾病—急性病—诊疗②小儿疾病—险症—诊疗　Ⅳ. ①R720.597

中国版本图书馆 CIP 数据核字（2022）第 193642 号

出 版 人：	王天琪
策划编辑：	鲁佳慧
责任编辑：	鲁佳慧　吴茜雅
封面设计：	曾　斌
责任校对：	袁双艳
责任技编：	靳晓虹
出版发行：	中山大学出版社
电　　话：	编辑部 020-84111996，84113349，84111997，84110779
	发行部 020-84111998，84111981，84111160
地　　址：	广州市新港西路 135 号
邮　　编：	510275　　传　真：020-84036565
网　　址：	http://www.zsup.com.cn　E-mail：zdcbs@mail.sysu.edu.cn
印 刷 者：	广州市友盛彩印有限公司
规　　格：	787mm×1092mm　1/16　6 印张　145 千字
版次印次：	2022 年 11 月第 1 版　2022 年 11 月第 1 次印刷
定　　价：	35.00 元

如发现本书因印装质量影响阅读，请与出版社发行部联系调换

序

目前，国内儿科患者较多，相对应的儿科医生却短缺，儿科医生面临沉重的医疗任务，因此需要加强对基层儿科医生的培养。

《小儿危急重症识别流程》一书以症状为主线，简单扼要地描述患者就诊的流程：因症状来医院就诊——接诊医生根据症状采用辅助检查确诊——经分析确立诊断——查考相关指南、共识、疾病诊疗常规——选用相应的治疗方案。临床医生据此做出诊断并制定相应的治疗决策。

本书对一些常见小儿危急重症的症状识别、查因等，用简单、明了的流程图介绍，并附注释解读，为一线医生提供简单、易懂、实用、易记的诊断思路，帮助一线医生拓展临床思维，提高其对小儿危急重症的识别与诊断水平，减少误诊、漏诊的情况。

主编吕兴主任有非常扎实的医学理论基础和丰富的临床经验，深受患儿家长的信任。本书是他从医几十年的经验总结，故实用性很强。我把此书推荐给广大儿科同行，提倡临床一线的同行能像吕兴主任一样善于在实际工作中总结经验，不吝与同行交流，持续不断地提高儿科工作的质量水平。

中国人民解放军总医院第七医学中心附属八一儿童医院
2022 年 2 月 18 日

前　言

笔者从事儿科临床工作 30 多年，深感儿科临床一线工作繁忙。小儿病情变化快，为方便临床医生识别小儿危急重症，我们召集了部分富有临床实践经验的专家编写本书。患儿就诊的流程为：因症状来医院就诊——接诊医生根据症状采用辅助检查确诊——经分析确立诊断——查考相关指南、共识、疾病诊疗常规——选用相应的治疗方案。临床医生据此做出诊断并制定相应的治疗决策。

本书对一些常见小儿危急重症的症状识别、查因等，用简单、明了的流程图介绍，并附注释解读，为一线医生提供简单、实用、易懂、易记的诊断思路，希望能帮助一线医生拓展临床思维、提高对小儿危急重症的诊断水平，减少误诊、漏诊情况。纸质版流程图是尝试的第一步，今后计划制作电子版流程图，可根据症状进行搜索，从症状、辅助检查、分析后确诊到治疗方案，依次点击链接查询。本书作为疾病鉴别诊断和处理的辅助方法，可帮助临床医生做出临床诊断并制定相应的治疗决策。

本书得到总顾问中国人民解放军总医院第七医学中心附属八一儿童医院封志纯院长，顾问东莞市妇幼保健院邓皓辉院长、中国人民解放军总医院第七医学中心附属八一儿童医院许煊主任及广州市妇女儿童医疗中心杨镒宇主任的大力支持与指导，在此致以深深的感谢！笔者借鉴了封志纯、祝益民、肖昕主编的《实用儿童重症医学》，江载芳、申昆玲、沈颖主编的《诸福棠实用儿科学》（第 8 版），Samir S. Shah 等主编、刘瀚旻主译的《儿科症状诊断》，李万镇主编的《危重急症的诊断与治疗：儿科学》，为使内容紧凑、方便读者阅读，统一将上述著作放到书末参考文献处。特此对上述著作的作者致谢！本书也得到编委会各位专家的鼎力支持与合作，在此表示感谢！

由于成书仓促，难免存在不足之处，恳请读者指正，方便再版时予以纠正，谢谢！

吕　兴

2022 年 3 月 18 日

本书编委会

总顾问：封志纯（中国人民解放军总医院第七医学中心附属八一儿童医院）

顾　问：邓皓辉（东莞市妇幼保健院）

　　　　　许　煊（中国人民解放军总医院第七医学中心附属八一儿童医院）

　　　　　杨镒宇（广州市妇女儿童医疗中心）

主　编：吕　兴　蒋小云　林晓源

医学学术编委（按姓氏笔画排序）：

　　　　　吕　兴　刘　婷　杨明华　何海燕　邹姒妮　沈振宇　张　丽

　　　　　陈伟岗　陈德晖　林晓源　梁倩玉　蒋小云　黎小秀

信息技术编委：吕昊鹏

编委名单（按姓氏笔画排序）：

　　　　　吕　兴（东莞市妇幼保健院）

　　　　　刘　婷（珠海市妇幼保健院）

　　　　　吕昊鹏（中山大学附属第一医院）

　　　　　杨明华（中南大学湘雅第三医院）

　　　　　何海燕（肇庆市第一人民医院）

　　　　　邹姒妮（东莞市妇幼保健院）

　　　　　沈振宇（中山大学附属第一医院）

　　　　　张　丽（广州市妇女儿童医疗中心）

　　　　　陈伟岗（东莞市妇幼保健院）

　　　　　陈德晖（广州医科大学附属第一医院）

　　　　　林晓源（广东省人民医院）

　　　　　梁倩玉（东莞市妇幼保健院）

　　　　　蒋小云（中山大学附属第一医院）

　　　　　黎小秀（东莞市妇幼保健院）

作 者 简 介

吕兴 东莞市妇幼保健院儿科主任医师、小儿风湿免疫专科主任，广东医科大学硕士研究生导师、兼职教授。广东省精准医学应用学会自身免疫病分会委员、儿童过敏免疫风湿病专家联盟干事。毕业于中山医科大学（全日六年制）后从事儿科临床工作30多年，擅长小儿风湿免疫病、小儿心血管病及呼吸道疾病的诊断及治疗，对新生儿、小儿危急重症的救治有丰富的经验。以第一负责人获得地市级科技进步奖二等奖1项、三等奖2项，在核心期刊发表论文10多篇。

蒋小云 中山大学附属第一医院教授、主任医师、博士研究生导师、儿科主任、小儿肾脏风湿病中心主任、教研室及住院医师规范化培训基地主任。教育部高等学校儿科学专业教学指导分委员会委员，中华医学会儿科学分会全科医学学组副组长，亚太医学生物免疫学会儿童肾脏免疫分会副主任委员，世界华人儿科医师协会肾病专家委员会副主任委员，广东省女医师协会儿科医师专委会主任委员，广东省医学会儿科学分会候任主任委员、肾脏专业学组组长，广东省医师协会儿科专委会副主任委员，广东省儿科学及青少年健康管理专委会候任主任委员。主持国家自然科学基金项目3项，主持卫生部、广东省自然科学基金项目等课题12项，以第一作者或通讯作者发表论文53篇。获广东省和中山大学"教学名师""宝钢优秀教师""岭南名医"荣誉称号。获国家级教学成果奖二等奖、广东省教育教学成果奖一等奖、广东省科技进步奖二等奖。担任《中华儿科杂志》《中华肾脏病杂志》《中国实用儿科杂志》编委、《中华实用儿科临床杂志》《国际儿科学杂志》特约编委。

林晓源 广东省人民医院儿科主任医师、儿科原主任。曾任广东省医学会儿科学分会第十二届至第十六届委员及常务委员、第十三届小儿神经专业组组长。现任广东省医师协会儿科医师分会副主任委员、广东省医学会儿童危重病医学分会副主任委员、广东省卫生健康委员会预防接种异常反应诊断专家组副组长、广东省卫生健康委员会预防接种咨询委员会副主任委员、广东省抗癫痫协会理事。1988年毕业于中山医科大学，后一直于广东省人民医院儿科从事临床科研与教学30多年。擅长儿科常见病、多发病的诊治，尤其是小儿神经系统疾病包括小儿癫痫等的处理。

目　录

第一章　气促	1
第二章　胸痛	7
第三章　咯血	10
第四章　苍白	14
第五章　皮肤黏膜出血	18
第六章　发绀	22
第七章　循环障碍	27
第八章　晕厥	30
第九章　少尿、无尿	31
第十章　水肿	35
第十一章　血尿	39
第十二章　惊厥	42
第十三章　瘫痪	46
第十四章　意识障碍	50
第十五章　头痛	53
第十六章　吐血、便血	56
第十七章　腹痛	60
第十八章　腹水	64
第十九章　肝脾肿大	67
第二十章　呕吐	70
第二十一章　腹泻	73
第二十二章　腹胀	75
第二十三章　发热	79
参考文献	86

第一章 气　　促

气促查因流程见图1。

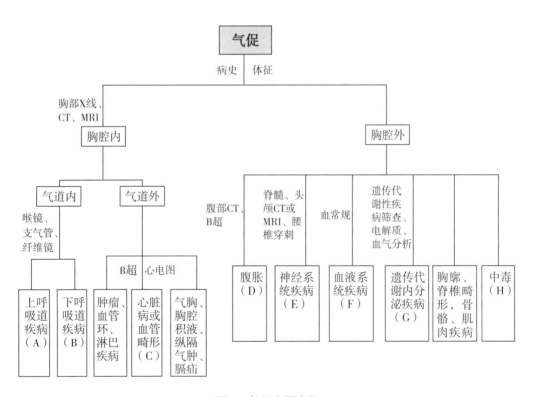

图1　气促查因流程

注：

气促：

符合下述任一条件者视为气促：2月龄以下，呼吸不少于60次/分；2~12月龄，呼吸不少于50次/分；12月龄至5岁，呼吸不少于40次/分；大于5岁，呼吸不少于30次/分。

A. 上呼吸道疾病：①新生儿常见于后鼻孔闭锁、喉头畸形（喉蹼）、巨舌症、小颌畸形、先天性喉喘鸣、气管狭窄、声门下狭窄、声带麻痹。②婴幼儿常见于鼻炎、巨舌症、小颌畸形、先天性喉喘鸣、气管狭窄、腺样体增殖、急性喉炎、喉痉挛。③儿童常见于会厌炎、咽后壁脓肿、气管狭窄、腺样体增殖、急性喉炎、喉痉挛。

B. 下呼吸道疾病：①新生儿常见于气管食管瘘、急性呼吸窘迫综合征（acute respiratory distress syndrome，ARDS）、休克肺、吸入性肺炎、胎粪吸入综合征、感染性肺炎、肺大疱、先天性肺囊肿、先天性肺发育不全、支气管肺发育不全。②婴幼儿常见于气管异物、毛细支气管炎、婴儿哮喘、感染性肺炎、肺大疱、肺脓肿、先天性肺囊肿、ARDS、肺栓塞、肺水肿。③儿童常见于气管异物、儿童哮喘、支气管扩张、慢性阻塞性肺气肿、感染性肺炎、肺大疱、肺脓肿、先天性肺囊肿、ARDS、肺栓塞、肺水肿、肺含铁血黄素沉着症。

C. 心脏病或血管畸形：①新生儿常见于先天性心脏病、心肌炎、心包炎、心力衰竭、持续胎儿循环。②婴幼儿常见于先天性心脏病、心肌炎、心包炎、心力衰竭、心内膜弹力纤维增生症。③儿童常见于先天性心脏病、心肌炎、心包炎、心力衰竭。

D. 腹胀：①新生儿常见严重腹胀，如新生儿消化道畸形、早产儿。②婴幼儿常见严重腹胀、腹水。③儿童常见严重腹胀、腹水、过度低通气综合征。

E. 神经系统疾病：①新生儿常见于颅内出血、颅内感染、缺氧缺血性脑病、膈神经麻痹（产伤后）、胸廓和/或脊柱畸形。②婴幼儿常见于颅内出血、颅内感染、小儿麻痹、多发性神经根炎、颅内肿瘤、胸廓和/或脊柱畸形。③儿童常见于颅内出血、颅内感染、小儿麻痹、多发性神经根炎、颅内肿瘤、胸廓和/或脊柱畸形。

F. 血液系统疾病：①新生儿常见于新生儿红细胞增多症、严重贫血（失血性贫血、溶血性贫血）。②婴幼儿常见于严重贫血。③儿童常见于严重贫血、甲状腺功能亢进、肥胖症并发肺通气不良综合征。

G. 遗传代谢内分泌疾病：①新生儿常见于代谢性酸中毒（腹泻、先天性肾上腺皮质增生症、早产儿晚期酸中毒）。②婴幼儿常见于代谢性酸中毒（腹泻、高乳酸血症、肾小管性酸中毒）。③儿童常见于代谢性酸中毒（腹泻、肾小管性酸中毒、糖尿病、尿毒症）。

H. 中毒：水杨酸类药物中毒、一氧化碳中毒、氰化物中毒等。

一、气促症状鉴别常用辅助检查

气促症状鉴别常用辅助检查如下：

（1）血常规、电解质、心肌酶、肌钙蛋白、血气分析、遗传代谢性疾病筛查、甲状腺功能检测、胸部X线、胸部计算机断层扫描（computed tomography，CT）、腹部X

线、腹部 B 超、心电图、彩色多普勒超声心动图、头颅 CT 或磁共振成像（magnetic resonance imaging，MRI）、脊髓 MRI、咽喉镜、支气管纤维镜、基因遗传代谢检测。

(2) 病原学检测：①病毒检测，如 A 型流感病毒和 B 型流感病毒检测，H1N1 RNA 定量检测，禽流感病毒 H7N9 RNA 定量检测，呼吸道感染病原体检测，巨细胞病毒 IgM 抗体定量检测，巨细胞病毒 DNA 定量检测，EB 病毒抗体检测四项，呼吸道合胞病毒 RNA 检测，腺病毒 DNA 定量检测，副流感病毒、人偏肺病毒、鼻病毒、新型冠状病毒核酸检测等。②其他病原体检测，包括痰培养及鉴定、各种标本的一般细菌涂片检查、结核菌涂片检查、卡介菌纯蛋白衍生物检查、各种标本真菌涂片检查、沙眼衣原体 DNA 定量检测、肺炎支原体及衣原体 DNA 定量检测等。

(3) 免疫功能检测，包括血常规检查，T 细胞、B 细胞、NK 细胞亚群检测，免疫球蛋白 IgG、IgM、IgE、IgA 定量测定，补体 C3、C4 测定。

二、根据辅助检查结果考虑诊断

(1) 血常规结果异常，考虑红细胞增多症、严重贫血（如失血性贫血、溶血性贫血）。

(2) 电解质、血气分析结果异常，考虑代谢性酸中毒、腹泻并重度脱水、先天性肾上腺皮质增生症、糖尿病、早产儿晚期酸中毒、肾小管性酸中毒、水杨酸类药物中毒、一氧化碳中毒、氰化物中毒、尿毒症、低钠血症、高钠血症、低钾血症、高钾血症、低钙血症。

(3) 遗传代谢性疾病筛查结果异常，考虑遗传代谢性疾病。

(4) 甲状腺功能检测结果异常，考虑甲状腺功能亢进。

(5) 胸部 X 线、胸部 CT 和 MRI 结果异常，考虑气管食管瘘、ARDS、休克肺、吸入性肺炎、胎粪吸入综合征、感染性肺炎、肺大疱、先天性肺囊肿、先天性肺发育不全、气管异物、毛细支气管炎、哮喘、肺脓肿、肺栓塞、肺水肿、支气管扩张、慢性阻塞性肺气肿、肺含铁血黄素沉着症、气胸、胸腔积液、纵隔气肿、淋巴结病、气管支气管软化、气管内结核、肺隔离症、肿瘤、膈疝、先天性心脏病、心肌炎、心包炎、心力衰竭、持续肺动脉高压、心内膜弹力纤维增生症、血管环/血管异常。

(6) 腹部 X 线、腹部 B 超结果异常，考虑严重腹胀（如消化道畸形、腹水、腹部肿瘤）。

(7) 彩色多普勒超声心动图、胸部 CT 血管造影（CT angiography，CTA）和磁共振血管成像（magnetic resonance angiography，MRA）检查结果异常，考虑先天性心脏病、心肌炎、心包炎、心力衰竭、持续肺动脉高压、心内膜弹力纤维增生症、血管环/血管异常。

(8) 头颅 CT 或 MRI 结果异常，考虑颅内出血、颅内感染、缺氧缺血性脑病、颅内肿瘤。

(9) 脊髓 MRI 检查结果异常，考虑脊髓灰质炎、多发性神经根炎。

(10) 心电图结果异常，考虑心律失常、低钾血症、心肌损害、心肌炎。

(11) 喉镜、支气管纤维镜结果异常，考虑后鼻孔闭锁、喉头畸形（喉蹼）、巨舌症、小颌畸形、先天性喉喘鸣、气管食管瘘、气管狭窄、声门下狭窄、声带麻痹、腺样体增殖、咽后壁脓肿、气管支气管异物、气管支气管软化、气管内结核、肺部吸入性、胃食管反流、吞咽障碍、支气管乳头状瘤。

(12) 病原学检测结果异常，需要确定具体病原体。

(13) 基因代谢检测结果异常，考虑囊性纤维化、纤毛不动综合征、卡塔格内（Kartagener）综合征、代谢紊乱。

(14) 免疫功能检测结果异常，考虑宿主防御功能受损、免疫缺陷。

三、根据病史、症状、体征考虑临床诊断

(1) 危重型：急性喉炎、喉痉挛、会厌炎、过敏症、哮喘、先天性肌迟缓、重症肌无力、肥胖症并发肺通气不良综合征。

(2) 普通型：鼻炎、胸廓和/或脊柱畸形。对于儿童，可考虑过度呼气（癔症）、情感性喉喘鸣。

四、气促病因鉴别诊断思路

（一）呼吸道疾病

1. 上呼吸道疾病

引起气促的上呼吸道疾病常见于鼻孔闭锁、喉头畸形（喉蹼）、巨舌症、皮埃尔-罗班（Pierre-Robin）综合征（简称皮-罗综合征）、会厌囊肿、舌骨囊肿、声门下狭窄、声带麻痹、声带功能失调、鼻炎、腺样体增殖、会厌炎、咽后壁脓肿、甲状腺炎或肿瘤。

2. 下呼吸道疾病

(1) 新生儿：常见于呼吸窘迫综合征、休克肺、吸入性肺炎、胎粪吸入综合征、感染性肺炎、先天性肺囊肿、气管食管瘘、先天性肺发育不良、支气管肺发育不全、肺大疱。

(2) 小儿：常见于先天性喉、气管、支气管软化，气管狭窄，气道良性瘢痕狭窄，急性喉炎，喉痉挛，气管异物，毛细支气管炎，哮喘，感染性肺炎，肺大疱，肺脓肿，先天性肺囊肿，呼吸窘迫综合征，肺栓塞，肺水肿，支气管扩张，慢性阻塞性肺气肿，肺泡出血综合征，囊性纤维化，原发纤毛运动功能障碍，卡塔格内综合征，闭塞性细支

气管炎，间质性肺疾病。

3．气道外在因素

气道外在因素包括淋巴结病、肿瘤、膈疝、血管环/血管异常、肿瘤压迫等，消化系统疾病亦可引起气促。

4．气道内在因素

气道内在因素包括气管支气管软化、异物吸入、气管内结核、支气管肺发育不良、充血性心力衰竭、肺水肿、肺囊肿、先天性肺叶性肺气肿、肺隔离症。

（二）胸腔、纵隔疾病

胸腔、纵隔疾病常见于气胸、胸腔积液、纵隔气肿。

（三）膈肌疾病

膈肌疾病常见于膈疝、膈膨升、纵隔肿瘤。

（四）循环系统疾病

循环系统疾病常见于先天性心脏病、心肌炎、心包炎、心力衰竭、肺动脉高压、心内膜弹力纤维增生症、心肌病等。

（五）骨骼、肌肉疾病

骨骼、肌肉疾病常见于先天性肌迟缓、重症肌无力、肌肉性疾病、脊肌萎缩症等。

（六）神经系统疾病

（1）新生儿：常见于颅脑外伤、颅内出血、颅内感染、缺氧缺血性脑病、膈神经麻痹（产伤后）、胸廓和/或脊柱畸形。

（2）小儿：常见于颅脑外伤、颅内出血、颅内感染、小儿麻痹、多发性神经根炎、颅内肿瘤、胸廓和/或脊柱畸形。

（七）代谢异常与中毒

（1）新生儿：常见于代谢性酸中毒，如腹泻、先天性肾上腺皮质增生症、早产儿晚期酸中毒。

（2）小儿：常见于代谢性酸中毒（如腹泻、肾小管性酸中毒、糖尿病、尿毒症）、水杨酸类药物中毒、一氧化碳中毒、氰化物中毒。

（八）血液、内分泌系统疾病

（1）新生儿：常见于新生儿红细胞增多症、严重贫血（如失血性贫血、溶血性贫血）。

（2）小儿：常见于严重贫血、甲状腺功能亢进、肥胖症并发肺通气不良综合征。

（九）严重腹胀

严重腹胀常见于消化道畸形、早产儿、腹水、心身疾病［如过度呼气（癔症）、情感性喉喘鸣]。

(十) 基因、代谢异常

基因代谢异常病因包括代谢紊乱、低钙血症、低钾血症。

(陈德晖　邹妣妮)

第二章　胸　痛

胸痛查因流程见图2。

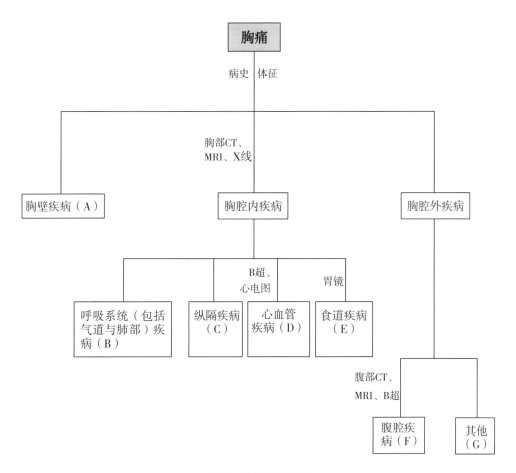

图2　胸痛查因流程

注：以导致胸痛的部位作为诊断与鉴别诊断的临床思路。

A. 胸壁疾病：皮下蜂窝织炎、急性皮炎、带状疱疹、肋间神经炎、肋软骨炎、流行性肌炎、肋骨骨折、多发性骨髓瘤、急性白血病、强直性脊柱炎等。

B. 呼吸系统疾病：急性支气管炎、肺炎、叶段性肺炎、胸膜炎肺结核、气管支气管结核、脓胸、肺大疱、自发性气胸、脓气胸、胸腔积液、肺侵袭性真菌感染、气道及胸膜占位性病变、支气管扩张、支气管胸膜瘘、肺栓塞等。

C. 纵隔疾病：纵隔炎、纵隔气肿、纵隔脓肿、纵隔占位性病变、纵隔疝等。

D. 心血管疾病：急性心肌炎、急性心包炎、心包积液、心包填塞、二尖瓣或主动脉瓣病变、主动脉瘤（夹层动脉瘤）、肺动脉高压、心脏神经官能症、冠状动脉粥样硬化性心脏病（心绞痛、心肌梗死）、心脏肿瘤。

E. 食道疾病：反流性食管炎、食道占位性病变、食管裂孔疝等。

F. 腹腔疾病：膈下脓肿、肝脓肿、脾梗死等。

G. 其他：过度通气综合征、痛风等。

一、胸痛症状鉴别常用辅助检查

胸痛症状鉴别常用的辅助检查包括血常规，电解质，肝功能，肾功能，血培养，C 反应蛋白（C-reactive protein，CRP），降钙素原，肿瘤指标，结核指标，腹部 B 超，胸部及腹部 X 线、MRI、CT（必要时行增强 CT），肺动静脉 CT，支气管动脉 CT 等。必要时行纵隔、心脏 B 超，心电图，尿常规及胃肠镜等检查。

二、胸痛病因鉴别诊断思路

（一）胸壁疾病

胸壁疾病见于皮下蜂窝织炎、急性皮炎、带状疱疹、肋间神经炎、肋软骨炎、流行性肌炎、肋骨骨折、多发性骨髓瘤、急性白血病、强直性脊柱炎等。可通过病史，体格检查，胸部 X 线、CT、MRI，局部组织活检及骨髓穿刺等协助诊断。

（二）呼吸系统疾病

呼吸系统疾病见于急性支气管炎、肺炎、胸膜炎、肺结核、脓胸、肺部或胸膜肿瘤、自发性气胸、血胸、肺癌、肺栓塞等。可通过胸部 X 线、CT（必要时行增强 CT），必要时行正电子发射型断层扫描仪（positron emission tomography-computed tomography，PET-CT）、MRI 等辅助检查协助诊断。

（三）心血管疾病

心血管疾病见于急性心肌炎、急性心包炎、二尖瓣或主动脉瓣病变、主动脉瘤（夹层动脉瘤）、肺动脉高压、心脏神经官能症、冠状动脉粥样硬化性心脏病（如心绞痛、心肌梗死）。可通过心脏 B 超，心电图，胸部 X 线，胸部 CTA、MRA 等辅助检查协助诊断。

（四）纵隔疾病

纵隔疾病见于纵隔炎、纵隔气肿、纵隔脓肿、纵隔肿瘤等。可通过胸部 X 线、CT、MRI 等辅助检查来协助诊断。

（五）其他

其他引起胸痛的病因有：过度通气综合征、痛风、反流性食管炎、食管癌、食管裂孔疝、膈下脓肿、肝脓肿、脾梗死等。可通过病史、体格检查及辅助检查（如腹部 B 超，腹部 X 线、MRI、CT，胃肠镜等）协助诊断。

（陈德晖　邹姒妮）

第三章 咯 血

咯血查因流程见图3。

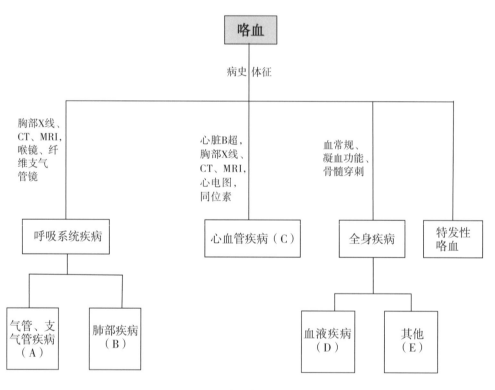

图3 咯血查因流程

注：
A. 气管、支气管疾病：急性气管炎，急性支气管炎，气管、支气管结核及肿瘤，支气管扩张等。
B. 肺部疾病：①肺部感染性疾病，见于肺结核、细菌性肺炎、支原体肺炎、肺部寄生虫感染等。②弥漫性肺泡出血综合征。③新生儿肺出血。④小儿肺部肿瘤。
C. 心血管疾病：①心血管及肺微循环障碍引起的肺淤血，见于风湿性心脏病、先天性心脏病及左心衰竭引起的肺淤血及肺水肿。②肺动脉高压，见于原发性肺动脉高压、由左向右分流的先天性心脏病引起的肺动脉高压，以及缺氧、酸中毒引起的肺血管痉挛导致的肺动脉高压。③肺栓塞，见于心脏或其他部位的血栓或栓子造成的肺栓塞，可引起咯血。

D. 血液疾病：原发性血小板减少性紫癜、白血病、再生障碍性贫血、弥散性血管内凝血、血友病、新生儿出血症等。

E. 其他：喉、气管、支气管异物，百日咳，慢性肾功能衰竭，胸部外伤等。

一、咯血症状鉴别常用辅助检查

咯血症状鉴别常用的辅助检查包括血常规，凝血功能，骨髓穿刺，胸部 X 线、CT、MRI，支气管镜，心电图，心脏 B 超，同位素检测，冠状动脉 CTA 等。

二、根据辅助检查结果考虑诊断

（一）血常规、骨髓穿刺检查

血常规、骨髓穿刺检查结果异常，考虑原发性血小板减少性紫癜、白血病、再生障碍性贫血、弥散性血管内凝血等。

（二）凝血功能检查

凝血功能检查结果异常，考虑血友病、弥散性血管内凝血等。

（三）胸部 X 线、CT、MRI 及支气管镜检查

胸部 X 线、CT、MRI 及支气管镜检查适用于以下疾病的诊断。

1. **气管、支气管疾病和肺感染及损伤**

气管、支气管疾病和肺感染及损伤包括由急性主气管炎、支气管炎造成的气管壁损害，气管、支气管占位性病变引起的出血。

2. **肺部疾病**

（1）肺部感染性疾病，如肺结核、细菌性肺炎、病毒性肺炎、支原体肺炎、肺部寄生虫感染等。

（2）弥漫性肺泡出血综合征。

（3）新生儿肺出血。

（4）小儿肺部肿瘤。

（四）心脏 B 超、胸部 CT 与 MRI、同位素检测

心脏 B 超、胸部 CT 与 MRI、同位素检测用于诊断心血管疾病或肺微循环障碍引起的肺淤血。根据检查结果可考虑：

（1）风湿性及先天性心脏病、左心衰竭，其可引起肺淤血及肺水肿。

（2）肺动脉高压：原发性肺动脉高压、由左向右分流的先天性心脏病引起的肺动脉高压，以及缺氧、酸中毒引起肺血管痉挛及肺动脉高压。

（3）肺栓塞：由心脏或其他部位的血栓或栓子造成的肺栓塞，可引起咯血。

三、咯血病因鉴别诊断思路

（一）呼吸道疾病

1. 气管、支气管疾病

气管、支气管疾病常见于气管、支气管感染及损伤，支气管扩张，支气管内膜结核，支气管结石，支气管囊肿，气管、支气管肿瘤及血管瘤。支气管黏膜非特异性溃疡少见。以上疾病主要由炎症、肿瘤、结石等引起气管、支气管黏膜下血管破裂或毛细血管通透性增加所致，可通过胸部 X 线、CT、MRI，纤维支气管镜等协助诊断。

2. 肺部疾病

（1）肺部感染性疾病包括：①肺结核，有浸润型、空洞型肺结核。②肺炎，有干酪性肺炎、细菌性肺炎、肺炎球菌性肺炎、金黄色葡萄球菌性肺炎、大肠杆菌性肺炎、支原体肺炎、肺脓肿等。③肺部寄生虫感染。④肺真菌病等。

（2）弥漫性肺泡出血综合征。

（3）新生儿肺出血。

（4）小儿肺部肿瘤。

（5）肺淤血、肺囊肿、弥漫性间质性肺疾病及继发性肺动脉高压、肺隔离症。可通过胸部 X 线、CT、MRI，纤维支气管镜等协助诊断。

（二）心血管及肺微循环障碍

（1）风湿性及先天性心脏病、左心衰竭可引起肺淤血及肺水肿。

（2）肺动脉高压：原发性肺动脉高压、由左向右分流的先天性心脏病引起的肺动脉高压，以及缺氧、酸中毒引起肺血管痉挛进而引起的肺动脉高压，均可导致肺淤血而发生咯血。

（3）肺栓塞：心脏或其他部位的血栓或栓子造成的肺栓塞可引起咯血。

（4）心血管疾病：其所致咯血多由肺淤血引起的支气管内膜毛细血管破裂和支气管黏膜下层支气管静脉曲张破裂导致，临床上表现为少量痰中带血、咳粉红色泡沫痰或黏稠暗红色血痰，严重者可出现大量咯血。可通过胸部 X 线、CT、MRI，心电图，心脏 B 超，同位素检测等检查协助诊断。

（三）全身性出血性疾病

全身性出血性疾病常见于各种血液疾病，如原发性血小板减少性紫癜、血友病、白血病、再生障碍性贫血、弥散性血管内凝血等。可通过血常规、凝血功能、骨髓穿刺等协助诊断。

（四）其他

其他病因，如喉、气管、支气管异物，百日咳，新生儿出血症，慢性肾功能衰竭，胸部外伤，某些急性传染病（如流行性出血热、肺出血型钩端螺旋体病等），自身免疫性疾病［如结节性多动脉炎、系统性红斑狼疮、韦格纳（Wegener）肉芽肿病、抗中性粒细胞胞浆抗体（antineutrophil cytoplasmic antibodies，ANCA）相关性血管炎等］等，均可引起咯血。此外，青春期女性患者若存在气管、支气管子宫内膜异位症，可随月经变化而出现周期性咯血。根据病史、体格检查的情况选择相应的辅助检查协助诊断。

（五）特发性咯血

10%～20%患儿的咯血经各项检查均未发现其原发疾病，称为特发性咯血。

（陈德晖　邹妩妮）

第四章 苍　　白

苍白查因流程见图4。

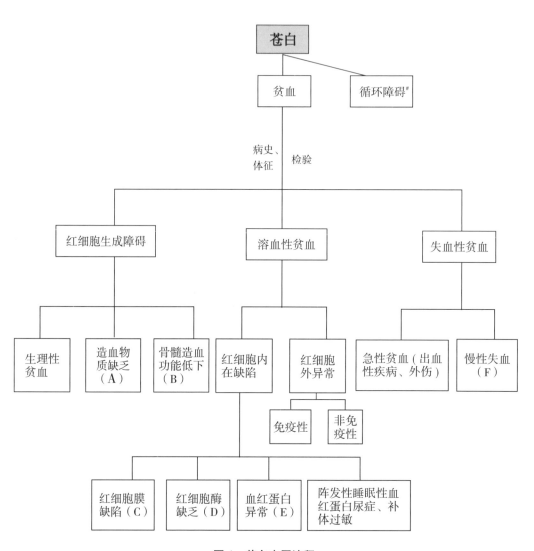

图4　苍白查因流程

注：

\#：循环障碍的病因鉴别见"第七章 循环障碍"相关内容。

A. 造血物质缺乏：缺铁性贫血、叶酸和维生素 B_{12} 缺乏或相关代谢异常。

B. 骨髓造血功能低下：再生障碍性贫血或低增生性贫血、骨髓增生异常综合征、先天性纯红细胞再生障碍性贫血［即戴-布贫血（Diamond-Blackfan anemia，DBA）］、白血病、淋巴瘤、肿瘤骨髓浸润、慢性肾脏病导致促红素减少、铅中毒、感染及炎症等。

C. 红细胞膜缺陷：遗传性球形红细胞增多症、椭圆形红细胞增多症、口形红细胞增多症、固缩红细胞增多症等。

D. 红细胞酶缺乏：葡萄糖-6-磷酸脱氢酶（glucose-6-phosphate dehydrogenase deficiency，G6PD）缺乏症、丙酮酸激酶缺乏症、磷酸己糖旁路缺陷。

E. 血红蛋白异常：珠蛋白生成障碍性贫血、血红蛋白病、镰状细胞病等。

F. 慢性失血：消化道溃疡、肠道息肉、肠道寄生虫、炎症性肠病、肺含铁血黄素沉着症、月经过多、恶性肿瘤等。

一、苍白症状鉴别常用辅助检查

苍白症状鉴别常用的辅助检查包括血常规+网织红细胞计数，大便常规+大便潜血试验，小便常规+尿沉渣，血清铁4项，贫血3项，肝功能，溶血性贫血相关检查，血红蛋白电泳，地中海贫血基因检测，间接或直接抗人球蛋白试验，白细胞、异形红/白细胞形态，G6PD、丙酮酸激酶检测，骨髓穿刺术等。

二、根据辅助检查结果考虑诊断

（1）血常规+网织红细胞计数结果异常，考虑贫血。

（2）大便常规+大便潜血试验结果异常，考虑消化道出血。

（3）小便常规+尿沉渣结果异常，考虑血尿。

（4）血清铁4项、贫血3项结果异常，考虑缺铁性贫血、叶酸和维生素 B_{12} 缺乏或相关代谢异常。

（5）肝功能结果异常，考虑溶血性贫血。

（6）血红蛋白电泳、地中海贫血基因检测结果异常，考虑珠蛋白生成障碍性贫血、血红蛋白病、镰状细胞病。

（7）抗人球蛋白试验结果异常，考虑免疫性溶血性贫血、伊文思（Evans）综合征、同族免疫性溶血性贫血、肺出血肾炎综合征［即古德帕斯丘（Goodpasture）综合征］、溶血性尿毒综合征、系统性红斑狼疮。

（8）白细胞、异形红/白细胞形态，见于红细胞膜缺陷，如遗传性球形红细胞增多症、椭圆形红细胞增多症、口形红细胞增多症、固缩红细胞增多症、阵发性夜间血红蛋白尿。

（9）红细胞酶缺陷，见于 G6PD 缺乏症（G6PD 检测）、丙酮酸激酶缺乏症、磷酸己糖旁路缺陷。

（10）骨髓穿刺结果异常，考虑再生障碍性贫血或低增生性贫血、骨髓增生异常综合征、戴－布贫血、白血病、淋巴瘤、肿瘤骨髓浸润。

三、根据病史、症状、体征考虑临床诊断

（1）电离辐射、铅中毒、慢性病贫血。

（2）感染。①病毒感染：导致骨髓造血功能受抑制，如传染性单核细胞增多症，流感病毒、柯萨奇病毒、麻疹病毒、水痘带状疱疹病毒、巨细胞病毒引起的感染。②细菌感染：大肠埃希菌、肺炎链球菌、伤寒杆菌感染。③支原体感染。

（3）药物：抗生素、甲基多巴。

（4）炎性血管病和胶原血管病、恶性肿瘤。

（5）微血管病性溶血性贫血：弥散性血管内凝血、溶血性尿毒综合征、血栓性血小板减少性紫癜、海绵状血管瘤。

（6）失血性贫血：严重外伤、梅克尔憩室、消化性溃疡、特发性肺含铁血黄素沉着症。

四、贫血病因鉴别诊断思路

（一）按照红细胞形态分类

1. 小细胞性贫血

小细胞性贫血见于缺铁性贫血、铅中毒、珠蛋白生成障碍性贫血、血红蛋白病、铁粒幼细胞性贫血、慢性病贫血、肺含铁血黄素沉着症。

2. 正细胞性贫血

（1）低网织红细胞计数：慢性病贫血早期、儿童期一过性幼红细胞减少症、电离辐射、感染或药物导致骨髓造血功能受抑制、铅中毒、再生障碍性贫血、戴－布贫血、白血病、淋巴瘤、肿瘤骨髓浸润、肾疾病、溶血性贫血合并再生障碍危象。

（2）高网织红细胞计数：失血、古德帕斯丘综合征、免疫性溶血性贫血、血红蛋白病、遗传性球形红细胞增多症、椭圆形红细胞增多症、G6PD 缺乏症、丙酮酸激酶缺乏症、溶血性尿毒综合征、血栓性血小板减少性紫癜、巨大海绵窦状血管瘤伴血小板减少综合征[即卡萨巴赫－梅里特（Kasabach-Merritt）综合征]。

3. 大细胞性贫血

（1）低网织红细胞计数：叶酸或维生素 B_{12} 缺乏、部分溶血性贫血合并再生障碍危象。

（2）高网织红细胞计数：溶血性贫血伴继发性叶酸缺乏、部分溶血性贫血及失血性贫血早期、骨髓增生异常综合征。

（二）按照贫血致病因素分类

1. 红细胞或血红蛋白生成减少

红细胞或血红蛋白生成减少见于铁缺乏，铁粒幼细胞性贫血，叶酸和维生素 B_{12} 缺乏或相关代谢障碍，再生障碍性贫血，戴-布贫血，范科尼（Fanconi）贫血，儿童期一过性幼红细胞减少症，电离辐射、感染或药物导致的骨髓造血功能受抑制，白血病，淋巴瘤，肿瘤骨髓浸润，慢性病贫血，铅中毒。

2. 红细胞破坏增多

红细胞破坏增多见于遗传性球形红细胞增多症、椭圆形红细胞增多症、口形红细胞增多症、固缩红细胞增多症、镰状细胞综合征、阵发性夜间血红蛋白尿、G6PD 缺乏、丙酮酸激酶缺乏、血红蛋白病、珠蛋白生成障碍性贫血、自身免疫性溶血性贫血、同族免疫性溶血性贫血、感染、理化因素、中毒、脾功能亢进、炎性血管病、胶原血管病、恶性肿瘤、弥散性血管内凝血、溶血性尿毒综合征、血栓性血小板减少性紫癜、海绵状血管瘤。

3. 失血

失血见于严重外伤、解剖结构病变、梅克尔憩室、消化性溃疡、特发性肺含铁血黄素沉着症。

（陈伟岗　杨明华）

第五章 皮肤黏膜出血

皮肤黏膜出血查因流程见图5。

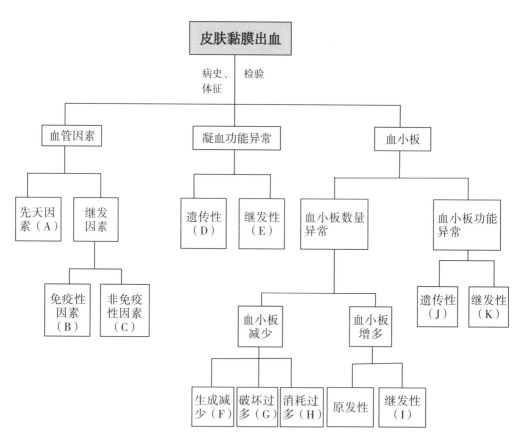

图5 皮肤黏膜出血查因流程

注：

A. 先天因素：遗传性出血性毛细血管扩张症、家族性单纯性紫癜、巨大海绵状血管瘤、血管性假性血友病、先天性结缔组织发育不全综合征［即埃勒斯-当洛斯（Ehlers-Danlos）综合征］。

B. 免疫性因素：过敏性紫癜、药物过敏性紫癜、自身免疫性疾病。

C. 非免疫性因素：严重感染、化学物质或药物中毒及代谢障碍、维生素C缺乏病（又称坏血病）或维生素PP缺乏、肾上腺激素长期治疗、严重营养不良、尿毒症、动脉硬化、机械性紫癜等。

D. 遗传性凝血功能异常：血友病A（Ⅷ因子缺乏）、血友病B（Ⅸ因子缺乏）、血友病C（X因子缺乏）、V因子缺乏、V因子和Ⅷ因子联合缺乏、凝血酶原缺乏（Ⅱ因子缺乏）、先天性无纤维蛋白原血症、X因子缺乏（纤维蛋白稳定因子或转谷氨酰胺酶缺乏）、抗纤维蛋白溶酶或纤维蛋白溶酶原活化物抑制因子（plasminogen activator inhibitor，PAI）缺乏。

E. 继发性凝血功能异常：严重肝病、尿毒症致维生素K缺乏、循环血液中抗凝物质增多或纤溶亢进、各种异常抗凝血因子在血液循环中增多（如肝素样抗凝物质、抗凝药物治疗过量、原发性纤溶亢进或弥散性血管内凝血所致的继发性纤溶亢进）。

F. 血小板生成减少：再生障碍性贫血、肿瘤骨髓转移、恶性组织细胞病、朗格汉斯细胞组织细胞增多症、范科尼贫血、先天性角化不良、施-戴（Shwachman-Diamond）综合征、无巨核细胞性血小板减少症、放射性物质、感染（如巨细胞病毒、EB病毒等感染）、药物性（如化疗药、抗癫痫药）抑制、骨髓浸润性疾病（如白血病、骨髓纤维化、骨髓发育不良）。

G. 血小板破坏过多：免疫性血小板减少症、药物性（如丙戊酸、磺胺、复方新诺明等）血小板减少症、溶血性尿毒综合征、新生儿血小板减少症。

H. 血小板消耗过多：血栓性血小板减少性紫癜、卡萨巴赫-梅里特综合征、脾功能亢进、弥散性血管内凝血。

I. 继发性血小板增多：继发于慢性粒细胞白血病、恶性肿瘤、脾切除后、药物（如肾上腺皮质激素、长春新碱）、感染、创伤等。此类疾病的血小板数量虽然增多，但仍可引起出血现象，这是由活动性凝血活酶生成迟缓或伴有血小板功能异常所致。

J. 遗传性血小板功能异常：巨大血小板综合征［即贝尔纳-苏利耶（Bernard-Soulier）综合征］、血小板无力症、遗传性血小板储存颗粒缺乏。

K. 继发性血小板功能异常：继发于药物（如阿司匹林、保泰松、吲哚美辛、右旋糖酐、肝素等）、尿毒症、先天性心脏病手术后、骨髓增殖性疾病、肝病、异常球蛋白血症等。

一、皮肤黏膜出血症状鉴别常用辅助检查

皮肤黏膜出血症状鉴别常用的辅助检查，首先查血常规及凝血功能，根据结果再进一步完善外周血细胞形态、肝功能、肾功能、凝血因子活性、肝脾彩超、相关病毒检测、免疫性疾病检测、骨髓穿刺等。

二、皮肤黏膜出血病因鉴别诊断思路

（一）血管因素

1. 先天因素

先天因素见于遗传性出血性毛细血管扩张症、家族性单纯性紫癜、巨大海绵状血管瘤、血管性假性血友病、埃勒斯-当洛斯综合征。

2. 免疫性因素

免疫性因素见于过敏性紫癜、药物过敏性紫癜、机械性紫癜、自身免疫性疾病。

3. 非免疫性因素

非免疫性因素见于严重感染、化学物质或药物中毒及代谢障碍、维生素C缺乏病（又称坏血病）或维生素PP缺乏、肾上腺激素长期治疗、严重营养不良、尿毒症、动脉硬化等。

（二）血小板数量及质量异常

1. 血小板减少

（1）血小板生成减少：再生障碍性贫血、肿瘤骨髓转移、恶性组织细胞病、朗格汉斯细胞组织细胞增多症、范科尼贫血、先天性角化不良、施-戴综合征、无巨核细胞性血小板减少症、放射性物质、感染（如巨细胞病毒、EB病毒等感染）、药物性（如化疗药、抗癫痫药）抑制、骨髓浸润（如白血病、骨髓纤维化、脊髓发育不良）。

（2）血小板破坏过多：特发性血小板减少性紫癜、药物性（如丙戊酸、磺胺、复方新诺明等）血小板减少症、溶血性尿毒综合征、新生儿血小板减少症。

（3）血小板消耗过多：血栓性血小板减少性紫癜、卡萨巴赫-梅里特综合征、脾脏的扣押作用、弥散性血管内凝血。

2. 血小板增多

（1）原发性血小板增多：原发性血小板增多症。

（2）继发性血小板增多：继发于慢性粒细胞白血病、恶性肿瘤、脾切除后、药物（如肾上腺皮质激素、长春新碱）、感染、创伤等。此类疾病的血小板数量虽然增多，但仍可引起出血现象，这是由活动性凝血活酶生成迟缓或血小板功能异常所致。

3. 血小板功能异常

（1）遗传性血小板功能异常：贝尔纳-苏利耶综合征、血小板无力症（Glanzmann's thrombasthenia，GT）、遗传性血小板储存颗粒缺乏。

（2）继发性血小板功能异常：继发于药物（如阿司匹林、保泰松、吲哚美辛、右旋糖酐、肝素等）、尿毒症、先天性心脏病手术后、骨髓增殖性疾病、肝病、异常球蛋白血症等。

（三）凝血功能异常

（1）遗传性凝血功能异常：血友病等各种凝血因子缺乏、先天性无纤维蛋白原血症、X因子缺乏（纤维蛋白稳定因子或转谷氨酰胺酶缺乏）、抗纤维蛋白溶酶或纤维蛋白溶酶原活化剂抑制因子（PAI）缺乏。

（2）继发性凝血功能异常：严重肝病、尿毒症致维生素K缺乏、循环血液中抗凝物质增多或纤溶亢进、各种异常的抗凝血因子在血液循环中增多（如肝素样抗凝物质、抗凝药物治疗过量、原发性纤溶亢进或弥散性血管内凝血所致的继发性纤溶亢进）。

（陈伟岗　杨明华）

第六章 发 绀

发绀查因流程见图6。

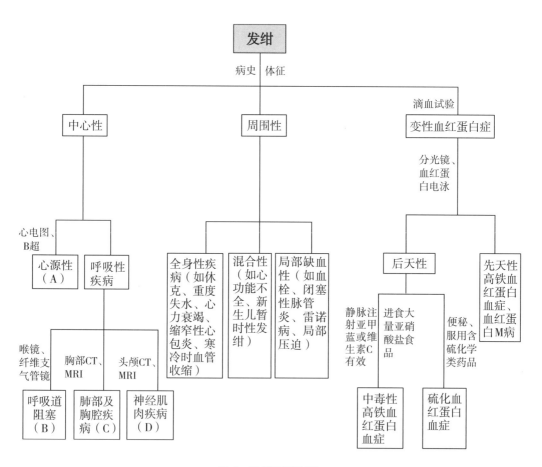

图6 发绀查因流程

注：

A. 心源性发绀：见于原发性或继发性右向左分流的先天性心脏病，或无心脏畸形的新生儿。血流通过开放的卵圆孔或动脉导管发生右向左分流。①右向左分流（发绀型）的先天性心脏病的肺血流减少型：法洛四联症、右室双出口并存肺动脉狭窄、大动脉转位并存肺动脉狭窄及室间隔缺损、单心室并存肺动脉狭窄、室间隔完整的肺动脉闭锁或三尖瓣闭锁、埃布斯坦（Ebstein）畸形。肺血流增加型：大动脉转位、右室双出口、完全性肺静脉畸形引流、永存共同动脉干、艾森曼格（Eisenmenger）综合征。②充血性心力衰竭：左向右分流型先天性心脏病引起的充血性心力衰竭、左心室发育不良综合征、主动脉缩窄、埃布斯坦畸形、心内膜弹力纤维增生症、心肌炎、扩张性心肌病、风湿性瓣膜病、缩窄性心包炎等。③肺动脉高压。④肺动静脉瘘。

B. 呼吸道阻塞：①先天性呼吸道内阻塞，如鼻后孔闭锁、喉软骨软化病、巨舌、皮-罗综合征（表现为下颌畸形和舌下垂）、舌-甲状腺管囊肿、喉囊肿、先天性气管狭窄、血管环。②后天性呼吸道阻塞，如羊水吸入综合征、双侧声带瘫、咽后壁脓肿、喉炎、喉痉挛、气管异物。

C. 肺部及胸腔疾病：以重症肺炎最常见，其他疾病如新生儿呼吸窘迫综合征、支气管肺发育不良、毛细支气管炎、肺水肿、肺气肿、肺不张、胸腔积液（较大量）、气胸及膈疝等。

D. 神经肌肉疾病：①中枢性呼吸抑制可引起呼吸暂停而致发绀，如早产儿中枢发育不成熟、新生儿围生期缺氧、低血糖、重症脑炎、脑膜炎、脑水肿、颅内压增高及镇静剂（如巴比妥）过量等。②呼吸肌麻痹，如多发性神经根炎、重症肌无力、有机磷中毒等。③其他：颅内出血并发呼吸暂停、脑病、脑室内出血等。

一、发绀症状鉴别常用辅助检查

发绀症状鉴别常用的辅助检查包括血常规、肝功能、肾功能、心肌酶、肌钙蛋白、电解质、血糖、胸部 X 线、胸部 CT、心电图、彩色多普勒超声心动图、头颅 CT、头颅 MRI 等。

二、根据辅助检查结果考虑诊断

（1）儿童胸部 X 线检查结果异常，考虑哮喘、肺纤维化、先天性肺囊肿、肺气肿、呼吸窘迫综合征、新生儿肺膨胀不全、吸入性肺炎、肺炎、肺水肿、肺含铁血黄素沉着症、肺泡蛋白累积症、肺囊性纤维化、肺淋巴管瘤、剥脱性肺炎、肺孢子菌肺炎、肺成熟障碍［即威-米（Wilson-Mikity）综合征］、气胸、脓胸、血胸、羊水吸入综合征、毛细支气管炎、纵隔积气、先天性甲状腺囊肿、淋巴囊肿、淋巴结肿大（如淋巴瘤、结核、结节病）。

（2）胸部螺旋 CT 平扫加三维重建检查结果异常，考虑同胸部 X 线结果所考虑的诊断及血管环。

（3）头颅螺旋 CT 平扫加三维重建、MRI 检查结果异常，考虑中枢神经系统疾病，如重症脑炎、脑膜炎、脑水肿、颅内压增高、颅内出血、颅内肿瘤。

（4）彩色多普勒超声心动图检查结果异常，考虑心源性发绀，包括：①右向左分流（发绀型）的先天性心脏病。其肺血流减少型：法洛四联症、右室双出口并存肺动脉狭窄、大动脉转位并存肺动脉狭窄及室间隔缺损、单心室并存肺动脉狭窄、室间隔完整的肺动脉闭锁或三尖瓣闭锁及埃布斯坦畸形。肺血流增加型：大动脉转位、右室双出口、完全性肺静脉畸形引流、永存共同动脉干、艾森曼格综合征。②充血性心力衰竭。左向右分流型先天性心脏病引起的充血性心力衰竭、左心室发育不良综合征、主动脉缩窄、埃布斯坦畸形、心内膜弹力纤维增生症、心肌炎、扩张性心肌病、风湿性瓣膜病、缩窄性心包炎等。③肺动脉高压。④肺动静脉瘘。

（5）心电图检查结果异常，考虑心律失常、电解质紊乱、心肌梗死、心肌炎。

（6）喉镜、纤维支气管镜检查结果异常，考虑：①先天性呼吸道内阻塞，如鼻后孔闭锁、喉软骨软化病、巨舌、皮-罗综合征（表现为下颌畸形和舌下垂）、舌-甲状腺管囊肿、喉囊肿、先天性气管狭窄。②后天性呼吸道阻塞，如双侧声带麻痹、咽后壁脓肿、喉炎、喉痉挛、气管异物、喉肿瘤。

（7）血常规检查结果异常，考虑红细胞增多症。

（8）肝功能8项检查结果异常，考虑肝功能衰竭。

（9）心功能5项检查结果异常，考虑心肌炎。

（10）肾功能6项检查结果异常，考虑肾功能衰竭。

（11）电解质6项检查结果异常，考虑心律失常、电解质紊乱。

（12）随机血糖检查结果异常，考虑低血糖。

（13）碳氧血红蛋白血症检查结果异常，考虑一氧化碳中毒。

（14）滴血试验检查结果异常，考虑可鉴别变性血红蛋白血症，具体方法如下：采患者血1滴（呈深褐色），将其置于玻片或滤纸上，在空气中晃动或用氧气吹之，血色不变；若为中心性发绀，则迅速变为鲜红色。另外，血红蛋白电泳及分光镜检查有助于本病诊断。

三、根据病史、症状、体征考虑临床诊断

根据症状、体征考虑可考虑以下诊断：休克、心力衰竭、神经肌肉疾病[见于呼吸肌麻痹（如脊髓灰质炎、传染性多发性神经根炎）、重症肌无力]、未成熟儿宫内窒息、早产儿中枢发育不成熟、新生儿围生期缺氧、低血糖、镇静剂（如巴比妥）过量、有机磷中毒、上腔静脉阻塞、雷诺（Raynaud）病、网状淤血红斑（大理石样皮肤）、寒冷时周围血管收缩、先天性或继发性红细胞增多症致血液黏稠、局部血流障碍（如新生儿出生时先露部位受压、脐带绕颈所致的局部发绀、肢体较长时间受压、血栓性静脉炎及雷诺病等）、

初生新生儿暂时性发绀、啼哭时偶有发绀。

四、发绀病因鉴别诊断思路

(一)还原血红蛋白增加

1. 中心性发绀

(1) 换气障碍：①呼吸中枢异常，如未成熟儿宫内窒息、颅内出血、普拉德-威利 (Pierre-Willi) 综合征。②呼吸道阻塞。先天性呼吸道内阻塞：鼻后孔闭锁，先天性喉、气管畸形，喉软骨软化病，巨舌，皮-罗综合征（如小下颌畸形、下颌后缩、舌后坠），舌-甲状腺管囊肿，喉囊肿，声带麻痹，先天性气管狭窄。后天性呼吸道阻塞：胎粪吸入综合征、双侧声带瘫、咽后壁脓肿、急性喉炎、惊厥时喉痉挛、气管异物、喉肿瘤、毛细支气管炎、气管溺水及变态反应时支气管痉挛。③呼吸道外受压，如纵隔积气、先天性甲状腺囊肿、淋巴囊肿、淋巴结肿大（如淋巴瘤、结核、结节病）、血管环或肿物压迫、血管环压迫气管等。④肺部病变及受压，如哮喘、肺纤维化、先天性肺囊肿、肺气肿、呼吸窘迫综合征、新生儿肺膨胀不全、吸入性肺炎、肺炎、肺水肿、肺含铁血黄素沉着症、肺囊性纤维化、肺淋巴管瘤、肺孢子菌肺炎、威-米综合征、气胸、脓胸、血胸等。⑤神经肌肉疾病，如呼吸肌麻痹（如脊髓灰质炎、传染性多发性神经根炎）、重症肌无力。

(2) 心血管异常：①右向左分流（发绀型）先天性心脏病，其包括肺血流减少型和肺血流增加型。肺血流减少型见于法洛四联症、右室双出口并存肺动脉狭窄、大动脉转位并存肺动脉狭窄及室间隔缺损、单心室并存肺动脉狭窄、室间隔完整的肺动脉闭锁或三尖瓣闭锁及 Ebstein 畸形。肺血流增加型见于大动脉转位、右室双出口，完全性肺静脉畸形引流、永存共同动脉干、艾森曼格综合征。②充血性心力衰竭。其见于左向右分流型先天性心脏病引起的充血性心力衰竭、左心室发育不良综合征、主动脉缩窄、埃布斯坦畸形、心内膜弹力纤维增生症、心肌炎、扩张性心肌病、风湿性瓣膜病、缩窄性心包炎等。③肺动脉高压。④肺动静脉瘘。

2. 周围性发绀

(1) 局部性发绀：血管受压等影响局部血循环血流时，可引起局部发绀。例如，新生儿出生时先露部位受压或脐带绕颈可致局部发绀，肢体受压时间较长，以及血栓性静脉炎、雷诺病及上腔静脉阻塞引起的发绀等。

(2) 周围血流灌注减少所致的周围性发绀：①休克，见于脱水、肾上腺皮质出血、肾上腺皮质功能不全、败血症、沃-弗 (Waterhouse-Friderichsen) 综合征、灰婴综合征（见于使用氯霉素治疗的新生婴儿）。②新生儿低血糖。

(3) 血细胞比容增加所致的周围性发绀：①新生儿红细胞增多症，见于糖尿病母亲所生的婴儿、染色体异常（21三体综合征）、双胎输血综合征。②继发性红细胞增多症，见于慢性缺氧状态、右向左分流型先天性心脏病、肺动静脉瘘，其引起的发绀无法通过100%氧来缓解。心脏阳性体征及彩色多普勒超声心动图检查有助于诊断。

3. 混合性发绀

中心性发绀和周围性发绀并存时称为混合性发绀，主要见于各种原因引起的心功能不全，如肺循环淤血、肺内氧合不足，同时周围循环淤血。初生新生儿暂时性发绀是指新生儿出生时由于肺尚未完全扩张，肺换气功能不完善，以及周围皮肤血流灌注不良而引起的发绀。新生儿在啼哭时偶有发绀，此时胸腔内压增加、右房右室压力升高、静脉血经卵圆孔和动脉导管出现右向左分流，可出现一过性发绀，啼哭停止发绀即消失。

（二）异常血红蛋白的形成增加（变性血红蛋白血症）

1. 先天性高铁血红蛋白血症

（1）遗传性 NADH 细胞色素 b5 还原酶缺乏症。正常情况下，该酶能将高铁血红素转变为正常血红素，其先天缺乏时可致血中高铁血红蛋白增多，高达50% 遗传性 NADH 细胞色素 b5 还原酶缺乏症属于常染色体隐性遗传疾病。发绀于出生后即发生，也可延迟至青少年时才出现。

（2）血红蛋白 M 病。其为常染色体显性遗传疾病，属异常血红蛋白病，因构成血红蛋白的珠蛋白结构异常所致。血红蛋白 M 病不能将高铁血红蛋白还原成正常血红蛋白而引起发绀。

2. 后天性高铁血红蛋白血症

后天性高铁血红蛋白血症是由进食或接触具有强氧化作用的化学成分或药物，正常血红蛋白被氧化为高铁血红蛋白引起。以亚硝酸盐中毒最常见，若将亚硝酸钠误当食盐放入食物中，或青菜中的硝酸盐可因青菜变质而转变为亚硝酸盐，进食后引起的发绀称为肠源性发绀。含芳香胺及硝基化合物的物质（如磺胺、非那西丁、伯胺喹啉及苯胺染料等）也可引起本病。

3. 硫化血红蛋白血症

凡能引起高铁血红蛋白血症的药物或化学成分几乎都能引起本病。与高铁血红蛋白不同，硫化血红蛋白呈蓝褐色。维生素 C 及亚甲蓝对治疗高铁血红蛋白血症有效，而对硫化血红蛋白血症无效。鉴别变性血红蛋白血症，可采患者血1滴（呈深褐色），将其置于玻片或滤纸上，在空气中晃动或用氧气吹之，血色不变，而中心性发绀则迅速变为鲜红色。此外，血红蛋白电泳及分光镜检查有助于本病诊断。

4. 一氧化碳中毒

根据病史和体征，测定碳氧血红蛋白即可诊断。

（张丽　吕兴）

第七章 循环障碍

循环障碍查因流程见图7。

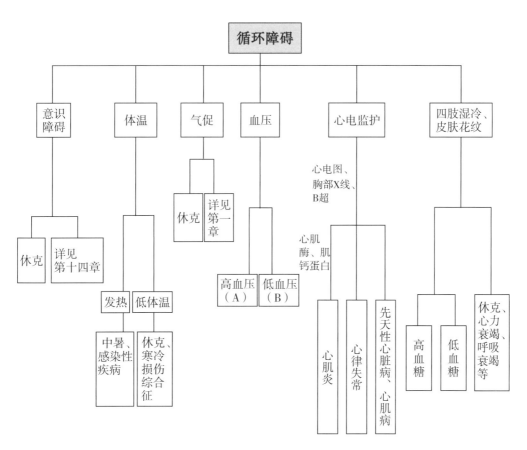

图7 循环障碍查因流程

注：

A. 高血压：其相关因素有遗传、肥胖、营养、缺乏体育活动、环境和社会心理因素。

（1）原发性高血压。

（2）继发性高血压：①肾脏性疾病导致的高血压，见于如急慢性肾小球肾炎、慢性肾盂肾炎、肾病综合征、先天性肾发育不良、多囊肾、孤立性肾囊肿、肾盂积水、肾肿瘤、肾移植后（排泄损伤）、过敏性紫癜性肾炎、糖尿病性肾病、狼疮肾病。②血管性疾病导致的高血压，见于胸或腹主动脉狭窄、主动脉发育不良、动脉瘤、多发性大动脉炎、肾动脉畸形、肾动脉栓塞、肾静脉栓塞。③肾上腺疾病导致的高血压，见于成神经细胞瘤、嗜铬细胞瘤、肾上腺皮质增生、库欣病、肾上腺癌、原发性醛固酮增多症。④其他引起高血压的疾病，如溶血性尿毒综合征、家族性自主神经异常、汞中毒、药物性高血压等。

B. 低血压：低血压与遗传、消瘦、饮食、缺乏活动等因素相关。

（1）暂时性低血压。其可由直立性低血压和各种原因所致的休克引起：①直立性低血压（如特发性直立性低血压）。②神经系统疾患所致的直立性低血压。③药物引起的直立性低血压。④低血容量所致的直立性低血压。⑤自主神经调节功能迟钝或不全和血中缓激肽过高综合征。⑥休克。创伤、感染、低血容量、心源性和过敏等因素均可引起休克，休克早期血压稍降低，休克晚期血压可能无法被测到。

（2）慢性低血压。其分为原发性低血压和继发性低血压两类。原发性低血压也称体质性低血压，原因不明，可能与体质较差有关，有家族倾向。继发性低血压见于：①心血管疾病，如严重主动脉口狭窄、严重二尖瓣狭窄、大量心包积液、缩窄性心包炎、限制型心肌病、急性下后壁心肌梗死、慢性充血性心力衰竭所致的低血压状态。②内分泌疾病，如肾上腺皮质功能减退症、垂体前叶功能减退症、甲状腺功能减退症等。③慢性消耗性疾病和慢性营养不良，如恶性肿瘤、结核病、吸收不良综合征、慢性肝炎等。④交感神经变性，如糖尿病和类风湿关节炎等。

一、循环障碍查因常用辅助检查

循环障碍查因常用的辅助检查包括血常规、血糖、心肌酶、肌钙蛋白、肌红蛋白、血气分析、电解质、甲状腺功能、儿茶酚胺、心电图、胸部 X 线、彩色多普勒超声心动图、胸部 CT、胸部 MRI 等。

二、根据辅助检查结果考虑诊断

（1）血常规结果异常，考虑贫血。

（2）血糖水平低考虑低血糖。

（3）心肌酶、肌钙蛋白、肌红蛋白结果异常，考虑心肌炎。

（4）血气分析、电解质六项结果异常，考虑电解质紊乱（高钾血症、低钾血症）、酸碱失衡。

（5）甲状腺功能结果异常，考虑甲状腺功能亢进。

(6）儿茶酚胺水平异常，考虑嗜铬细胞瘤。

(7）心电图检查结果异常，考虑心肌炎、心律失常。心律失常分为心动过速和心动过缓：①心动过速，如窦性心动过速、阵发性室上性心动过速、阵发性室性心动过速、心室扑动或心室颤动、心房扑动或心房颤动等。②心动过缓，如高度房室传导阻滞（二度和三度房室传导阻滞）、窦性心动过缓或病态窦房结综合征。

(8）儿童胸部 X 线检查结果异常，考虑心脏病、心肌炎、肺部疾病导致的缺氧。

(9）胸部螺旋 CT 平扫加三维重建检查结果异常，考虑心脏、肺部疾病导致的缺氧。

(10）彩色多普勒超声心动图检查结果异常，考虑心脏病、心肌炎。

三、循环障碍病因鉴别诊断思路

根据病史、体征、血氧饱和度、心电监护等情况，选择相应的辅助检查协助诊断。

（张丽　吕兴）

第八章 晕 厥

晕厥查因流程见图8。

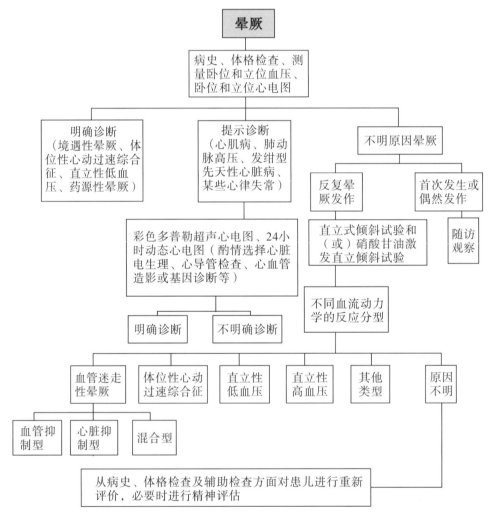

图8 晕厥查因流程

（吕兴 张丽）

第九章 少尿、无尿

少尿、无尿查因流程见图9。

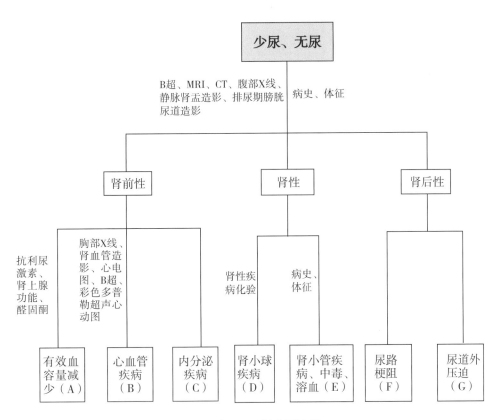

图9 少尿、无尿查因流程

注：

A. 有效血容量减少：各种原因所致的休克（如出血性、心源性、过敏性和创伤性休克）、大量出汗、饮水少、腹泻、呕吐、胃肠减压、糖尿病酮症酸中毒、肝肾综合征、慢性肾功能不全、过度利尿、高渗血症、创伤或手术后造成的大量脱水与出血、大面积烧伤、重度低蛋白血症等。

B. 心血管疾病：先天性心脏病等导致的心功能不全，缺氧缺血引起的心肌梗死，严重的心律失常，心肺复苏后体循环功能不稳定，双侧肾动脉血栓形成、栓塞，严重感染，败血症，弥漫性血管内凝血（disseminated intravascular coagulation，DIC）等。

C. 内分泌疾病：甲状腺功能低下、继发性抗利尿激素及醛固酮分泌亢进、肾小球滤过率降低。

D. 肾小球疾病：急性肾小球炎症（包括原发性和继发性肾小球疾病、溶血性尿毒综合征、血栓性血小板减少性紫癜等）、慢性肾小球肾炎、急进性肾小球肾炎等导致的肾小球损伤。急性肾小球肾炎，其肾小球滤过膜受损，肾内小动脉收缩，毛细血管腔变窄、阻塞，使肾小球有效滤过面积减少，导致肾小球滤过率下降而出现少尿。急进性肾小球肾炎由于广泛的肾小球内新月体形成，可出现少尿。

E. 肾小管疾病、中毒、溶血：肾小管坏死可由中毒（如药物、生物毒素、化学品、重金属中毒等）、溶血（新生儿溶血症、血型不合输血、药物性溶血、蚕豆病、溶血性尿毒综合征、流行性出血热）等引起。肾小管上皮细胞缺血或因毒素作用坏死，管壁破溃，使管腔内原尿回漏入肾间质，脱落的上皮细胞碎屑或色素管型（如血红蛋白、肌红蛋白）等阻塞管腔，使原尿不能排出，上述因素的共同作用，导致少尿甚至无尿。此种少尿的特点是低渗性少尿。其他引起肾小管病变的原因有急性肾小管间质炎症（包括重型急性肾盂肾炎、肾乳头坏死、急性间质性肾炎）、先天性畸形、双侧肾发育不全、多囊肾、慢性肾炎导致的肾硬化、双侧肾皮质坏死。

F. 尿路梗阻：肾盂出口及输尿管梗阻（如结石、血块、坏死组织、瘢痕回缩、外部压迫、肾下垂、肾扭转、输尿管炎症及肿瘤等）可引起梗阻而致少尿甚至无尿。

G. 尿道外压迫：腹膜后肿瘤、纤维增生症、肾静脉血栓形成、膀胱输尿管反流、手术粘连、结核或溃疡愈合后的瘢痕挛缩、神经源性膀胱等。

一、少尿、无尿症状鉴别常用辅助检查

少尿、无尿症状鉴别常用的辅助检查如下：

（1）尿液检查：尿常规。

（2）血液检查：血常规、抗链球菌溶血素O（ASO）测定、补体、心肌酶、肌钙蛋白、肝功能、肾功能、凝血功能、电解质。

（3）影像学检查：泌尿系统B超，肾血管超声，胸部、腹部X线，彩色多普勒超声心动图，心电图，腹部、胸部CT或MRI。

（4）肾脏疾病实验室检查：尿常规、中段尿培养、艾迪氏计数、24小时尿蛋白定量、尿微量白蛋白、肝功能、肾功能、补体C3、补体C4、免疫球蛋白（IgA、IgG、IgM、IgE）定量测定、自身免疫抗体检测系列。

二、少尿、无尿病因鉴别诊断思路

（一）肾前性少尿

1. 有效血容量减少

有效血容量减少常见于各种原因所致的休克、大量出汗、饮水少、腹泻、呕吐、胃肠减压、糖尿病酮症酸中毒、肝肾综合征、慢性肾功能不全、过度利尿、高渗血症、创伤或手术后造成的大量脱水与出血、大面积烧伤、重度低蛋白血症等。可通过病史、体征选择相应的辅助检查协助诊断。

2. 心脏血管疾病

心脏血管病变疾病常见于先天性心脏病等导致的心功能不全，缺氧缺血引起的心肌梗死，严重的心律失常，心肺复苏后体循环功能不稳定，双侧肾动脉血栓形成、栓塞或严重狭窄，败血症，DIC，甲状腺功能低下等。可行心肌酶、肌钙蛋白、肝功能、肾功能、凝血功能、电解质，以及胸部 X 线、心脏彩超、心电图、胸部 CT 或 MRI 等协助诊断。

3. 内分泌激素紊乱

继发性抗利尿激素及醛固酮分泌亢进。可进行相关的内分泌激素检测以协助诊断。

（二）肾性少尿

1. 肾小球疾病

肾小球疾病常见于急性肾小球炎症（包括原发性和继发性肾小球疾病、溶血性尿毒综合征、血栓性血小板减少性紫癜等）、慢性肾小球肾炎、急进性肾小球肾炎等导致的肾小球损伤。

2. 肾小管疾病

肾小管疾病常见于药物、生物毒素、化学品、重金属等引起的中毒，新生儿溶血症，血型不合输血，药物性溶血，G6PD 缺乏症，溶血性尿毒综合征，流行性出血热等。以上疾病所致的少尿的特点是低渗性少尿。

3. 其他

其他引起肾性少尿的疾病常见于重型急性肾盂肾炎、肾乳头坏死、急性间质性肾炎等急性肾小管间质炎症，以及先天性畸形、双侧肾发育不全、多囊肾、慢性肾炎导致的肾硬化、双侧肾皮质坏死。

可行肾性疾病相关检查：尿常规、中段尿培养、艾迪氏计数、24 小时尿蛋白定量、尿微量白蛋白、肝功能、肾功能、补体 C3、补体 C4、免疫球蛋白（IgA、IgG、IgM、IgE）定量、自身免疫抗体检测系列，以及泌尿系统 B 超，肾血管超声，腹部 X 线，腹部 CT、MRI，以协助诊断。

（三）肾后性少尿

1. 尿路梗阻

尿路梗阻常见于结石、血块、坏死组织、瘢痕回缩、外部压迫、肾下垂、肾扭转、输尿管炎症及肿瘤等。

2. 其他

其他引起肾后性少尿的疾病常见于腹膜后肿瘤、纤维增生症、肾静脉血栓形成、膀胱输尿管反流、手术粘连、结核或溃疡愈合后的瘢痕挛缩、神经源性膀胱等。

可行肾性疾病相关检查，如尿常规，泌尿系统 B 超，肾血管超声，腹部 X 线及 CT、MRI，以协助诊断。

（梁倩玉　蒋小云）

第十章 水　　肿

水肿查因流程见图10。

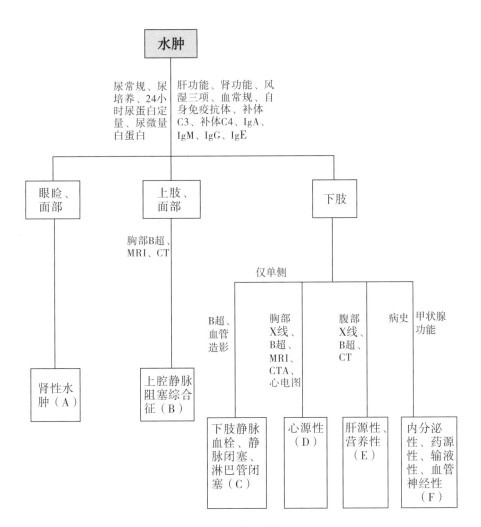

图10　水肿查因流程

注：

A. 肾性水肿：肾脏疾病时，肾小球滤过率降低及肾小管对水、钠重吸收增加引起的水、钠潴留，使血容量过多，致全身性水肿。最常见的病因有急性肾小球肾炎、肾病综合征、急性或慢性肾功能衰竭等。

B. 上腔静脉阻塞综合征：血栓性静脉炎、肿物外压。

C. 下肢静脉血栓、静脉闭塞、淋巴管闭塞：可引起静脉或淋巴液回流受阻。其发生水肿的原因：①静脉回流受阻导致静脉压和毛细血管流体静力压升高引起水肿。其见于肝硬化门静脉高压、缩窄性心包炎、肝静脉阻塞综合征［即布加氏（Budd-Chiari）综合征］、上腔或下腔静脉阻塞综合征、血栓性静脉炎、肿物外压及长期站立等，以上均可引起静脉回流受阻，使其远端发生局部凹陷性水肿，如肝硬化致下肢水肿，腹水及食管下段胃底、腹壁静脉扩张。②淋巴管受阻使蛋白含量高的淋巴液积聚于组织间隙引起水肿，见于先天性淋巴管畸形［如特纳（Turner）综合征、努南（Noonan）综合征］及获得性疾病（如丝虫病）。炎症（如蜂窝织炎）、外伤、手术、肿物压迫也可引起淋巴液回流受阻。

D. 心源性水肿：充血性心力衰竭时，全身体循环静脉压升高，使毛细血管流体静脉压增高，液体从毛细血管外渗至组织间隙。其见于各种心脏病，如先天性心脏病、风湿性心肌炎和心包疾病、心律失常等。严重贫血、甲状腺功能亢进及脚气病等因高心搏出量也可引起心力衰竭。

E. 肝源性、营养性水肿：血浆蛋白浓度减少，血浆胶体渗透压下降，低于流体静力压时，体液外渗至组织间隙而引起水肿。其见于低蛋白血症（血浆白蛋白低于 2.5 g/dL）引起的凹陷性水肿。营养不良（长期蛋白质摄入不足）、蛋白丢失过多（如肾病综合征、肠病、大面积烫伤）或肝脏产生白蛋白障碍（如肝功能衰竭）均可引起低白蛋白血症而致全身性水肿。

F. 内分泌性、药源性、输液性水肿：甲状腺功能低下所致的黏液水肿，水肿不可凹，且甲状腺功能低下患儿有生长发育迟缓及智能低下、皮肤和毛发干燥等。血三碘甲状腺原氨酸（triiodothyronine，T3）、甲状腺素（thyroxine，T4）降低，促甲状腺素（thyroid stimulating hormone，TSH）增高。新生儿硬肿症、极低出生体重儿、早产儿、维生素 E 缺乏及摄食盐或输含钠液体过多均可引起水肿。

血管神经性水肿：由于变态反应使毛细血管通透性增加，可在身体局部出现红肿。例如，口唇甚至整个面部、躯干或肢体的一部分突然肿起，水肿不可凹，表面稍红、发痒，常伴有荨麻疹为其特点。发生在喉部可致喉头水肿，引起呼吸困难，须紧急处理，否则可致窒息。引起水肿的过敏原可以是食物、药物、血制品、植物孢子花粉、昆虫叮咬，或物理刺激（如寒冷）等。神经性水肿常突然发生，消退也较迅速。

一、水肿症状鉴别常用辅助检查

水肿症状鉴别常用的辅助检查如下：

（1）肾脏因素引起的消肿：①血液检查。常用的检查项目有血常规、CRP、红细胞沉降率（erythrocyte sedimentation rate，ESR）、肾功能、肝功能、电解质、血脂、血气分析、血清免疫球蛋白、补体、抗核抗体、抗双链 DNA 抗体、ASO、乙肝病毒检测、丙肝病毒检测、微球蛋白。②尿液检查。常用的检查项目有尿常规、尿蛋白定量、尿培养。③听力及眼科检查。④肾活检。⑤影像学检查。常用的检查项目有泌尿系统 B 超、肾血管超声、腹部 X 线，必要时行 CT 或 MRI。

（2）心脏因素引起的水肿：血常规、肝功能、肾功能、心肌酶、肌钙蛋白、电解质、血糖、胸部 X 线、胸部 CT、心电图、彩色多普勒超声心动图。

（3）其他原因引起水肿：肝功能、甲状腺功能及怀疑局部病变的相应部位 B 超、CT、造影等。

二、水肿病因鉴别诊断思路

（一）肾性水肿

肾脏疾病时，肾小球滤过率降低及肾小管对水、钠重吸收增加引起的水、钠潴留，使血容量过多，致全身性水肿。肾性水肿常见的病因：急性肾小球肾炎、肾病综合征、急性或慢性肾功能衰竭等。可完善肾性疾病相关检查，如尿常规、中段尿培养、艾迪氏计数、24 小时尿蛋白定量、尿微量白蛋白、肝功能、肾功能、补体 C3、补体 C4、免疫球蛋白（IgA、IgG、IgM、IgE）定量测定、自身免疫抗体检测系列等，以协助诊断。

（二）心源性水肿

充血性心力衰竭时，全身体循环静脉压升高，使毛细血管流体静脉压增高，液体从毛细血管外渗至组织间隙而引起水肿，为心源性水肿。其见于各种心脏病：先天性心脏病、风湿性心肌炎和心包疾病、心律失常等。严重贫血、甲状腺功能亢进及脚气病等也可因高心搏出量而引起心力衰竭。患儿多有呼吸困难，尤其是活动后，体征有心脏扩大、杂音、肝大、颈静脉怒张等。可查血常规、肝功能、肾功能、心肌酶、肌钙蛋白、电解质、胸部 X 线、胸部 CT、心电图、彩色多普勒超声心动图等明确诊断。

（三）营养性水肿

血浆蛋白浓度减少，血浆胶体渗透压下降，低于流体静力压时，体液可外渗至组织间隙而引起营养性水肿。其见于低白蛋白血症（血浆白蛋白低于 2.5 g/L），出现的凹陷性水肿。营养不良（长期蛋白摄入不足）、蛋白丢失过多（肾病综合征、肠病、大面积烫伤）或肝脏产生白蛋白障碍（肝功能衰竭），均可引起低白蛋白血症而致全身性水肿。可通过病史、体格检查及 24 小时尿蛋白定量、尿微量白蛋白、肝功能、肾功能等辅助检查明确诊断。

（四）血管神经性水肿

由于变态反应使毛细血管通透性增加，可在身体局部出现血管神经性水肿。例如，口唇甚至整个面部或躯干、肢体的一部分突然肿起，水肿不可凹，表面稍红、发痒，常伴有荨麻疹为其特点。发生在喉部可致喉头水肿，引起呼吸困难。引起水肿的过敏原有食物、药物、血制品、植物孢子花粉、昆虫叮咬，或物理刺激（如寒冷）等。这种水肿常突然发生，消退也较迅速。可通过病史、体格检查明确诊断。

（五）静脉或淋巴液回流受阻

静脉回流受阻导致静脉压和毛细血管流体静力压升高可引起水肿。其见于肝硬化门静脉高压、缩窄性心包炎、肝静脉阻塞综合征、上腔或下腔静脉阻塞综合征、血栓性静脉炎、肿物外压及长期站立等，以上均可引起静脉回流受阻，使其远端发生局部凹陷性水肿，如肝硬化可致下肢水肿、腹水、食管下段胃底与腹壁静脉扩张。先天性淋巴管畸形（如特纳综合征及努南综合征）及获得性疾病（如丝虫病）、炎症（如蜂窝织炎）、外伤、手术、肿物压迫等可引起淋巴管受阻，使蛋白含量高的淋巴液积聚于组织间隙而引起水肿。可行相关部位的彩超、MRI、CT等检查协助诊断。

（六）其他

甲状腺功能低下、新生儿硬肿症、极低出生体重儿、早产儿、维生素E缺乏及摄食盐或输含钠液体过多时均可引起水肿。可通过病史、体格检查、甲状腺功能检查等协助诊断。

（梁倩玉　蒋小云）

第十一章 血 尿

血尿查因流程见图11。

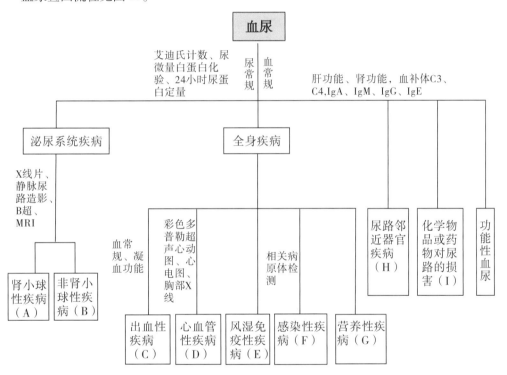

图11 血尿查因流程

注：

A. 肾小球性疾病：①原发性肾小球疾病，如急性、慢性及迁延性肾小球肾炎，肾病综合征，家族性遗传性肾炎，IgA 肾病等。②继发性肾小球疾病，如狼疮性肾炎、过敏性紫癜性肾炎、乙肝病毒相关性肾炎等。③单纯性血尿，指持续或间歇出现的肉眼或镜下血尿，不伴蛋白尿和肾功能损害。其分为复发性或持续性血尿两种。④剧烈运动后一过性血尿。

B. 非肾小球性疾病：①急性尿路感染或慢性尿路感染。②肾盂、膀胱、输尿管结石及磺胺结晶。③先天性泌尿系统疾病，如肾囊肿、肾盂积水及膀胱憩室等。④先天性或后天性尿路梗阻。⑤特发性高钙尿症、特发性肾出血（如左肾静脉扩张或胡桃夹现象）。⑥肿瘤、外伤及异物。⑦药物（如磺胺、环磷酰胺等）所致肾及膀胱损伤。⑧肾静脉栓塞及肾组织坏死。

C. 出血性疾病：血小板减少性紫癜、血友病、白血病、再生障碍性贫血、新生儿出血症等。

D. 心血管性疾病：充血性心力衰竭、感染性心内膜炎、急进性高血压、肾动脉栓塞、肾静脉栓塞。

E. 风湿免疫性疾病：过敏性紫癜性肾炎、狼疮性肾炎、免疫性肾炎、幼年特发性关节炎、皮肌炎、结节性多动脉炎、系统性硬化症等。

F. 感染性疾病：败血症、流行性出血热、钩端螺旋体病、丝虫病、伤寒、传染性单核细胞增多症、流行性脑膜炎、肺炎支原体肺炎、结核、肝炎、病毒感染性肾炎等。

G. 营养性疾病：维生素 C 缺乏症、维生素 K 缺乏症等。

H. 尿路邻近器官疾病：急性、慢性前列腺炎，精囊炎，急性盆腔炎或脓肿，宫颈癌，输卵管炎，急性阑尾炎，直肠和结肠癌等。

I. 化学物品或药品对尿路的损害：汞、铅、镉等重金属及磺胺药、吲哚美辛、甘露醇等药物可损害肾小球，环磷酰胺可引起出血性膀胱炎；抗凝剂（如肝素）过量导致凝血机制障碍发生出血也可引起血尿。

一、血尿症状鉴别常用辅助检查

血尿症状鉴别常用的辅助检查如下：

（1）尿液检查：尿常规、尿三杯试验、尿红细胞位相、24 小时尿蛋白定量、尿培养。

（2）血液检查：血常规、肝功能、肾功能、心功能、红细胞沉降率、ASO、补体、免疫球蛋白（IgA、IgG、IgM、IgE）定量检测、抗核抗体、抗双链 DNA 抗体、乙肝病毒检测、凝血功能、电解质。

（3）影像学检查：泌尿系统 B 超、腹部 X 线，必要时行 CT 或 MRI、肾血管造影、膀胱镜检查。

（4）肾活检病理检查。

（5）家族性因素评估与筛查：评估视力、听力，筛查父母和同胞患儿的病史。

（6）必要时行基因检测。

二、血尿的病因鉴别诊断思路

（一）肾小球性血尿

（1）原发性肾小球疾病：急性、慢性及迁延性肾小球肾炎，肾病综合征，家族性遗传性肾炎，IgA 肾病等。

（2）继发性肾小球疾病：狼疮性肾炎、过敏性紫癜性肾炎、乙肝病毒相关性肾炎等。

（3）单纯性血尿：持续或间歇出现的肉眼或镜下血尿，不伴蛋白尿和肾功能损害。

（4）剧烈运动后一过性血尿。

（二）非肾小球性血尿

（1）下尿路急性或慢性感染或炎症。

（2）肾盂、膀胱、输尿管结石及磺胺结晶。

（3）先天性泌尿系统疾病：肾囊肿、肾盂积水及膀胱憩室等。

（4）先天性或后天性尿路梗阻。

（5）特发性高钙尿症、特发性肾出血（如胡桃夹现象）。

（6）肿瘤、外伤及异物。

（7）药物（如磺胺、环磷酰胺等）所致肾及膀胱的损伤。

（8）肾静脉栓塞及肾组织坏死。

（9）全身性疾病（如血小板减少性紫癜、血友病、白血病、新生儿出血症等）引起的出血。

（梁倩玉　蒋小云）

第十二章 惊　　厥

惊厥查因流程见图12。

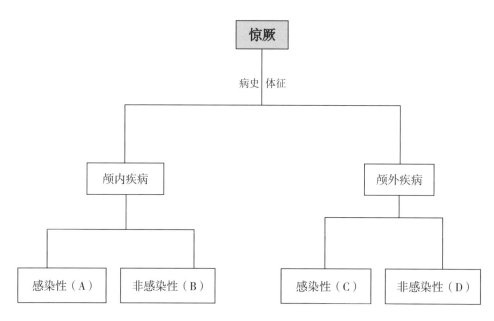

图 12　惊厥查因流程

注：

A. 颅内感染性疾病：①细菌感染，如细菌性脑膜炎、脑脓肿、脑血管炎、颅内静脉窦炎。②病毒感染，如病毒性脑炎、病毒性脑膜脑炎。③寄生虫感染，如各种脑寄生虫病。④真菌感染，如霉菌性脑膜炎。⑤特殊病原菌感染，如结核、支原体肺炎等。

B. 颅内非感染性疾病：①癫痫。②颅内创伤、出血。③颅内占位病变。④中枢神经系统畸形。⑤脑血管病。⑥神经皮肤综合征。⑦中枢神经系统脱髓鞘病和变性病。⑧自身免疫性脑炎。

C. 颅外感染性疾病：①呼吸道感染。②消化道感染。③尿路感染。④全身性感染和传染病。⑤中毒性脑病、脑病合并内脏脂肪变性综合征。

D. 颅外非感染性疾病：①中毒，包括有毒动物、植物引起的中毒，氰化物、铅、汞中毒，急性酒精中毒及各种药物中毒等。②缺氧，其包括新生儿窒息、溺水、麻醉意外、一氧化碳中毒、心源性脑缺血等。③先天性代谢异常疾病，如苯丙酮尿症、枫糖尿症、黏多糖病、半乳糖血症、肝豆状核变性、戈谢病、尼曼-皮克病等。④水、电解质紊乱与酸碱失衡。⑤全身或其他系统疾病并发症，如系统性红斑狼疮、风湿病、肾性高血压脑病、肾功能衰竭、尿毒症、肝昏迷、糖尿病、低血糖、胆红素脑病等。⑥维生素缺乏症，如维生素 B_1 缺乏性脑型脚气病、维生素 B_6 缺乏症、依赖症。

一、惊厥症状鉴别常用辅助检查

惊厥症状鉴别常用的辅助检查如下：

（1）实验室检查：血常规、CRP、降钙素原测定、血培养及鉴定组合、大便常规、大便培养、小便常规+尿沉渣、尿培养、血心肌酶测定、肌钙蛋白、肌红蛋白、肾功能、肝功能、血浆氨测定、动脉血气分析、电解质、血乳酸、血糖、铜蓝蛋白测定、遗传代谢病串联质谱筛查、甲状腺功能、甲状旁腺激素、脑脊液检查、风湿免疫检测。

（2）影像学检查：颅脑影像学检查（如头颅 CT、MRI）、胸部 X 线、心脏 B 超。

（3）神经电生理检查：脑电图。

（4）染色体、基因检测：排除遗传性疾病。

（5）病原体检测。

（6）其他检查：心电图。

二、根据辅助检查结果考虑诊断

（1）血常规、CRP、降钙素原测定、血培养及鉴定组合结果异常，考虑中毒性脑病、败血症。

（2）大便常规、大便培养结果异常，考虑消化道感染。

（3）小便常规+尿沉渣、尿培养结果异常，考虑尿路感染。

（4）血心肌酶测定、肌钙蛋白、肌红蛋白、心电图、彩色多普勒超声心动图结果异常，考虑心源性脑缺血等。

（5）肾功能结果异常，考虑肾性高血压脑病、肾功能衰竭、尿毒症。

（6）肝功能、血浆氨测定结果异常，考虑遗传代谢病、肝性脑病、肝昏迷、胆红素脑病。

（7）动脉血气分析、电解质、血乳酸测定结果异常，考虑水、电解质紊乱与酸碱失衡。

（8）随机血糖、电脑血糖监测（随机血糖监测）结果异常，考虑糖尿病、低血糖。

（9）铜蓝蛋白测定结果异常，考虑肝豆状核变性。

（10）遗传代谢病串联质谱筛查结果异常，考虑新生儿代谢缺陷病、先天性代谢异常疾病（如苯丙酮尿症、枫糖尿症、黏多糖病、半乳糖血症、肝豆状核变性、戈谢病、尼曼-皮克病）等。

（11）甲状腺功能检测结果异常，考虑甲状腺功能亢进。

（12）甲状旁腺激素测定结果异常，考虑手足搐搦症。

（13）病原体检测结果异常，考虑相关病原体感染。

（14）腰椎穿刺结果异常，考虑：①中枢神经系统感染，为细菌性、病毒性、寄生虫、真菌性、结核性的感染。②脱髓鞘性疾病。③自身免疫性疾病。④血液肿瘤、脑部病变。

（15）风湿自身免疫抗体检测结果异常，考虑系统性红斑狼疮、风湿热、过敏性紫癜等。

（16）维生素测定：维生素 B_1 缺乏性脑型脚气病、维生素 B_6 缺乏症、依赖症。

（17）胸部 X 线结果异常，考虑肺部感染所致中毒性脑病、呼吸衰竭。

（18）颅脑影像学检查（如头颅 CT、MRI）结果异常，考虑缺氧缺血性脑病、颅内出血、缺血性卒中、中枢神经系统感染、颅脑创伤、颅内占位性病变、中枢神经系统畸形、脑血管病、神经皮肤综合征、中枢神经系统脱髓鞘病和变性病。

（19）神经电生理（脑电图）检查结果异常，考虑新生儿癫痫综合征、大田原综合征、早期肌阵挛性脑病、良性家族性新生儿惊厥、良性非家族性新生儿惊厥、良性特发性新生儿惊厥、代谢缺陷病（吡哆醛依赖症、磷酸吡哆醛依赖症、叶酸反应性癫痫发作）、热性惊厥、药物中毒（误服）、婴儿痉挛症［即韦斯特（West）综合征］、结节性硬化症、伦诺克斯-加斯托（Lennox-Gastaut）综合征、获得性癫痫性失语［即兰道-克勒夫纳（Landau-Kleffner）综合征］、肌阵挛-失张力癫痫［即多泽（Doose）综合征］、线粒体疾病、肌阵挛癫痫伴破碎红纤维综合征（myoclonic epilepsy with ragged red fibre，MERRF）、神经元蜡样质脂褐质沉积症（neuronal ceroid lipofuscinosis，NCL）、婴儿严重肌阵挛癫痫［即德拉韦（Dravet）综合征］、斯德奇-韦伯（Sturge-Weber）综合征、儿童失神性癫痫、儿童良性癫痫伴中央颞区棘波（benign epilepsy of childhood with centro-temporal spike，BECTS，又称良性 Rolandic 癫痫）、儿童良性枕叶癫痫（即 Panayiotopoulos syndrome）、拉斯马森（Rasmussen）综合征、具有伦诺克斯-加斯托综合征的枕叶癫痫、常染色体显性遗传性夜间额叶癫痫、青少年肌阵挛癫痫、青少年失神癫痫。

（20）染色体、基因检测结果异常，考虑遗传性疾病。

三、惊厥病因鉴别诊断思路

（一）感染性疾病

1. 颅内感染性疾病

（1）细菌性脑膜炎、脑脓肿、脑血管炎、颅内静脉窦炎。

（2）病毒性脑炎、病毒性脑膜脑炎。

（3）各种脑寄生虫病。

（4）霉菌性脑膜炎。

2. **颅外感染性疾病**

（1）呼吸道感染。

（2）消化道感染。

（3）尿路感染。

（4）全身性感染和传染病。

（5）中毒性脑病、脑病合并内脏脂肪变性综合征。

（二）非感染性疾病

1. **颅内非感染性疾病**

（1）癫痫。

（2）颅内创伤、出血。

（3）颅内占位性病变。

（4）中枢神经系统畸形。

（5）脑血管病。

（6）神经皮肤综合征。

（7）中枢神经系统脱髓鞘病和变性病。

2. **颅外非感染性疾病**

（1）中毒：有毒动物、植物中毒，氰化物、铅、汞中毒，急性酒精中毒及各种药物中毒等。

（2）缺氧：新生儿窒息、溺水、麻醉意外、一氧化碳中毒、心源性脑缺血等。

（3）遗传代谢性疾病：苯丙酮尿症、枫糖尿症、黏多糖病、半乳糖血症、肝豆状核变性、戈谢病、尼曼-皮克病等。

（4）水、电解质紊乱与酸碱失衡。

（5）全身或其他系统疾病并发症：系统性红斑狼疮、风湿病、肾性高血压脑病、肾功能衰竭、尿毒症、肝昏迷、糖尿病、低血糖、胆红素脑病等。

（6）维生素 B_1、缺乏性脑型脚气病、维生素 B_6 缺乏症。

（林晓源　何海燕）

第十三章 瘫　　痪

瘫痪查因流程见图13。

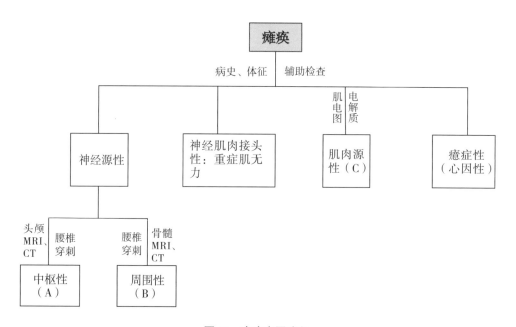

图13　瘫痪查因流程

注：

A. 中枢性（上运动神经元）瘫痪。

1）定位。脊髓前角细胞或脑干颅神经核（运动神经核）以上部位病变所引起的瘫痪。

2）定性。

（1）脑皮质病变：①感染性疾病，如脑炎、脑膜炎、脑寄生虫病等。②血管性疾病，如脑梗死、脑血栓、脑出血等。③脑占位性病变，如肿瘤、脓肿、结核瘤、血肿等。④外伤。⑤脱髓鞘病变。⑥其他，如中枢神经系统白血病、中毒。

（2）内囊病变：出血、血栓形成、占位性病变、变性病变。

（3）脑干病变：肿瘤、脑干炎、出血等。

(4) 脊髓病变：急性脊髓炎、遗传性痉挛性截瘫、脊柱结核，以及肿瘤、外伤、血管病变引起的脊髓病变。

B. 周围性（下运动神经元）瘫痪。

1）定位。病变在颅神经（运动神经）核、脊髓前角细胞及以下部位（包括颅神经及周围神经）。

2）定性。

(1) 脊髓前角细胞病变：急性脊髓灰质炎、进行性脊髓性肌萎缩症等。

(2) 神经根病变：多发性神经根炎。

(3) 神经丛病变：臂丛神经损伤。

(4) 周围神经病变：坐骨神经损伤、周围神经炎、颅神经病变。

C. 肌肉源性瘫痪：各种肌病、肌炎、周期性瘫痪、中毒等。

一、瘫痪症状鉴别常用辅助检查

瘫痪症状鉴别常用的辅助检查包括血电解质，头颅 MRI、CT，脊髓 MRI、CT，腰椎穿刺，肌电图，遗传代谢筛查，基因检测等。

二、根据辅助检查结果考虑诊断

（一）头颅 MRI、CT 及腰椎穿刺检查

头颅 MRI、CT 及腰椎穿刺结果异常考虑以下疾病的诊断。

(1) 感染性疾病：脑炎、脑膜炎、脑寄生虫病等。

(2) 血管性疾病：脑梗死、脑血栓、脑出血等。

(3) 脑占位性病变：肿瘤、脓肿、结核瘤、血肿等。

(4) 外伤。

(5) 脱髓鞘病变。

(6) 中枢神经系统病变：白血病、中毒。

(7) 内囊病变：出血、血栓形成、占位病变、变性病变。

(8) 脑干病变：肿瘤、脑干炎、出血等。

(9) 脊髓病变：急性脊髓炎、肿瘤、外伤、血管病变、遗传性痉挛性截瘫、脊柱结核。

（二）脊髓 MRI、CT 及腰椎穿刺检查

周围性（下运动神经元）瘫痪的病变在颅神经（运动神经）核、脊髓前角部位或脊髓前角细胞远端部位。脊髓 MRI、CT 及腰椎穿刺结果异常，考虑以下疾病的诊断。

(1) 脊髓前角细胞病变：急性脊髓灰质炎、进行性脊髓性肌萎缩症等。

(2) 神经根病变：多发性神经根炎。

（3）神经丛病变：臂丛神经损伤。

（4）周围神经病变：坐骨神经损伤、周围神经炎、颅神经病变、吉兰-巴雷综合征、急性轴索性神经病、感染性神经根炎（如白喉）、急性中毒性神经病、重金属中毒、蛇咬伤、野浆果中毒、节肢动物咬伤、前角细胞病、急性脊髓灰质炎、疫苗相关性脊髓灰质炎、其他嗜神经病毒（如柯萨奇病毒、埃可病毒、肠道病毒70和71型）感染、系统性疾病、急性卟啉病、危重疾病的神经病、急性脊髓病、脊髓压迫症（如肿瘤、外伤、脊髓旁脓肿）、血管畸形伴血栓形成或出血脱髓鞘病［如多发性硬化、德维克（Devic）综合征、急性播散性脑脊髓炎］、神经肌肉接头疾病、重症肌无力、肉毒中毒、杀昆虫药中毒、蜱虫麻痹、蛇咬伤、旋毛虫病、周期性瘫痪、线粒体病（婴儿型）。

（三）肌电图

根据肌电图结果可判断瘫痪是肌源性的还是神经源性的。

（四）血钾检测

低钾血症见于周期性瘫痪。

（五）遗传代谢筛查、基因检测

遗传代谢筛查、基因检测用于诊断遗传性痉挛性截瘫、先天性代谢缺陷及线粒体病等。

三、瘫痪病因鉴别诊断思路

（一）神经源性瘫痪

1. 中枢性（上运动神经元）瘫痪

中枢性（上运动神经元）瘫痪是指在运动神经传导路径上，脊髓前角细胞或脑干颅神经核（运动神经核）以上部位病变所引起的瘫痪，是锥体束受损的结果。锥体束起自额叶中央前回皮质，其轴突构成皮质延髓束与皮质脊髓束，途经放射冠、内囊、中脑大脑脚、脑桥、延髓，大部分神经纤维至延髓下端交叉至对侧脊髓侧束。在其下行途中分别终止于脑干的脑神经运动核及各段脊髓的前角运动神经元。上运动神经元是传导随意运动的冲动的神经束，任何一段受损即可产生中枢性瘫痪或痉挛性瘫痪（硬瘫）。上运动神经元致瘫痪急性起病，常见于脑部感染（包括各种病原所致脑炎、脑膜炎、脑脓肿等）、中枢神经脱髓鞘疾病（如急性播散性脑脊髓炎、视神经脊髓炎）及急性横贯性脊髓炎等。慢性起病可见于某些脑或脊髓肿瘤、遗传性痉挛性截瘫等变性病、先天性代谢缺陷及线粒体病等。非进行性运动障碍主要见于脑性瘫痪。中枢性（上运动神经元）瘫痪，其皮层运动投射区或椎体束常表现为广泛的张力过强痉挛，晚期失用性肌萎缩，深反射增强，浅反射减弱或消失，病理神经反射阳性。病情严重情况下，如内囊出血早期（昏迷期），瘫痪侧完全可因休克而出现肌张力减弱、反射消失、病理反射未引出,此时不能误认为是下运动神经元瘫痪。急性横贯性脊髓炎早期,可因出现脊髓休克期,表现为软瘫。值得注意的是,当休克期解除后,上运动神经元受累的体征才出现。

(1) 脑皮质病变:①感染性疾病,如脑炎、脑膜炎、脑寄生虫病等。②血管性疾病,如脑梗死、脑血栓、脑出血等。③脑占位性病变,如肿瘤、脓肿、结核瘤、血肿等。④外伤。⑤脱髓鞘病变。⑥其他引起脑皮质病变的情况,如中枢神经系统白血病、中毒等。

(2) 内囊病变:出血、血栓形成、占位性病变、变性病变。

(3) 脑干病变:肿瘤、脑干炎、出血等。

(4) 脊髓病变:急性脊髓炎、肿瘤、外伤、血管病变、遗传性痉挛性截瘫、脊柱结核。

2. 周围性(下运动神经元)瘫痪

周围性(下运动神经元)瘫痪的病变可位于脑神经运动核、脊髓前角部位或脊髓前角细胞远端部位中,其轴突经脑神经的运动神经根或脊髓前根及周围神经走向肌肉。下运动神经元是执行运动功能的神经,受损后产生周围性瘫痪或弛缓性瘫痪(软瘫)。下运动神经元致瘫痪急性起病,称为急性弛缓性麻痹,见于脊髓性肌萎缩、遗传运动感觉神经病、婴儿神经轴索营养不良、异染性脑白质营养不良、GM1 神经节苷脂贮积症Ⅱ型等。周围性(下运动神经元性)瘫痪,其脊髓前角、前根和周围神经的运动纤维常表现为肌肉的张力减退、弛缓,深浅反射均减弱或消失,病理神经反射阴性。

(1) 脊髓前角细胞病变:急性脊髓灰质炎、疫苗相关性脊髓灰质炎、进行性脊髓性肌萎缩症、脊髓压迫症(如肿瘤、外伤、脊髓旁脓肿)、血管畸形伴血栓形成或出血、脱髓鞘病(如多发性硬化、德维克综合征、急性播散性脑脊髓炎)等。

(2) 神经根病变:多发性神经根炎(吉兰 - 巴雷综合征)、急性轴索性神经病、感染性神经根炎(如白喉)等。

(3) 神经丛病变:臂丛神经损伤。

(4) 周围神经病变:坐骨神经损伤、周围神经炎、颅神经病变。

(二) 神经肌肉接头性瘫痪

神经肌肉接头性瘫痪见于重症肌无力、肉毒中毒、杀昆虫药中毒、蜱虫麻痹、蛇咬伤。

(三) 肌源性瘫痪

肌源性瘫痪见于多发性肌炎、皮肌炎等各种肌病,周期性瘫痪、线粒体病(婴儿型)。

(四) 癔症性瘫痪

略。

(林晓源 何海燕)

第十四章 意识障碍

意识障碍查因流程见图14。

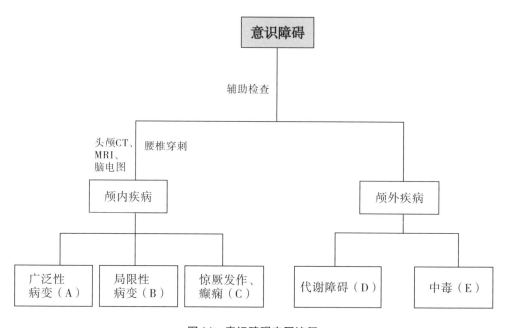

图14 意识障碍查因流程

注：

A. 颅内广泛性病变：脑膜炎、脑炎、脑水肿、瑞氏（Reye）综合征、中毒性脑病、颅脑外伤等。

B. 颅内局限性病变：颅内占位性病变（包括小脑幕上或幕下病变），如肿瘤、血肿、出血、寄生虫感染、结核瘤等。

C. 惊厥发作、癫痫：各种类型的癫痫。

D. 代谢障碍：低钠血症、低血糖、肝昏迷、高氨血症、肾性尿毒症、糖尿病昏迷等。

E. 中毒：误服苯巴比妥、地西泮等药物，一氧化碳中毒，误服野生植物果实（如曼陀罗、苍耳子）等。

一、意识障碍症状鉴别常用辅助检查

意识障碍症状鉴别常用的辅助检查包括血常规、大便常规、大便培养、小便常规+尿沉渣、尿培养、肝功能、心肌酶、肾功能、动脉血气分析、血乳酸、电解质、血糖、铜蓝蛋白测定、血浆氨测定、遗传代谢病串联质谱筛查、血培养及鉴定组合、CRP、降钙素原检测、病原体检测、腰椎穿刺、脑电图、头颅CT及MRI、心脏B超、心电图、胸部X线等。

二、根据辅助检查的结果考虑诊断

(1) 血常规结果异常，考虑贫血。

(2) 大便常规、大便培养结果异常，考虑胃肠炎（细菌性痢疾）等。

(3) 小便常规+尿沉渣、尿培养结果异常，考虑泌尿系统感染。

(4) 肝功能结果异常，考虑肝性脑病、胆红素脑病等。

(5) 心肌酶、肌钙蛋白、肌红蛋白结果异常，考虑心肌炎、心力衰竭。

(6) 肾功能结果异常，考虑尿毒症。

(7) 动脉血气分析、血乳酸、电解质结果异常，考虑高钠血症、低钠血症、糖尿病酮症酸中毒。

(8) 随机血糖、电脑血糖监测（血糖随机监测）结果异常，考虑低血糖、糖尿病酮症酸中毒。

(9) 铜蓝蛋白测定结果异常，考虑豆状核变性。

(10) 血浆氨测定结果异常，考虑高氨血症。

(11) 遗传代谢病串联质谱筛查结果异常，考虑代谢性疾病。

(12) 血培养及鉴定组合、CRP、降钙素原检测结果异常，考虑败血症致中毒性脑病。

(13) 病原体检测结果异常，考虑肺炎支原体脑炎、肺炎衣原体脑炎等。

(14) 腰椎穿刺结果异常，考虑脑膜炎、脑炎、感染后中毒性脑病、颅内出血、脑震荡。

(15) 脑电图检查结果异常，考虑痫性发作、癫痫发作后、颞叶癫痫。

(16) 头颅CT、MRI检查结果异常，考虑脑梗死、动静脉畸形、颅脑静脉血栓、高血压脑病、大脑低灌注、脑脓肿、感染后中毒性脑病、颅脑外伤、脑膜炎、脑炎、颅内出血、脑震荡、脑部肿瘤（如原发性脑肿瘤及转移性中枢神经系统肿瘤）、脑积水、颅脑分流功能障碍、假性脑瘤、韦尼克脑病、亚急性硬化症、全脑炎、脑部寄生虫病、脑部结核瘤。

（17）彩色多普勒超声心动图检查结果异常，考虑先天性心脏病等致心脑综合征。

（18）心电图检查结果异常，考虑严重心律失常致心脑综合征。

（19）胸部 X 线检查结果异常，考虑心肺疾病致脑部严重缺氧。

三、意识障碍病因鉴别思路

（一）中枢神经系统疾病

（1）局限性病变：颅内占位性病变（包括小脑幕上或幕下病变），如肿瘤、血肿、出血、寄生虫感染、结核瘤等。

（2）广泛性病变：脑膜炎、脑炎、脑水肿、瑞氏综合征、中毒性脑病、颅脑外伤等。

（3）惊厥发作、癫痫持续状态。

（二）全身性疾病

（1）代谢障碍：低钠血症、低血糖、肝昏迷、高氨血症、肾性尿毒症、糖尿病昏迷等。

（2）中毒：误服苯巴比妥、地西泮等药物，一氧化碳中毒，误服野生植物果实（如曼陀罗、苍耳子）等。

（林晓源　何海燕）

第十五章 头 痛

头痛查因流程见图 15。

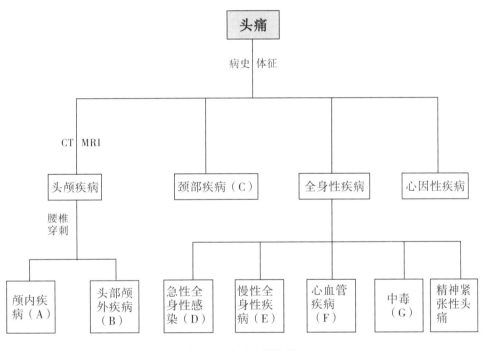

图 15 头痛查因流程

注：

A. 颅内疾病：①颅内感染，如各种脑炎、脑膜炎。②颅内占位性病变，如肿瘤、结核瘤、寄生虫感染、肉芽肿、脑脓肿。③头颅创伤。④脑血管畸形和病变，如先天性脑血管畸形、动脉瘤、动静脉瘘、颅内静脉窦血栓形成、感染性脑血管炎。⑤颅内压增高，如脑积水、良性颅内压增高。⑥颅内压降低，如腰椎穿刺后放脑脊液过多、脑积水分流术后。⑦偏头痛。⑧癫痫。

B. 头部颅外疾病：①眼屈光不正、先天性青光眼、眶内肿物。②急性中耳炎、慢性中耳炎、乳突炎。③副鼻窦炎。④龋齿、牙周炎。⑤头皮和颅骨病变。

C. 颈部疾病：颈肌损伤、炎症、颈椎病变、颈部肌肉紧张。

D. 急性全身性感染：各种急性全身性感染性疾病。

E. 慢性全身性疾病：结核病、结缔组织病、内分泌疾病、代谢性疾病等。

F. 心血管疾病：高血压及高血压脑病、法洛四联症等。

G. 中毒：急性中毒、慢性中毒、缺氧、铅中毒、农药中毒、一氧化碳中毒、肺性脑病等。

一、头痛症状鉴别常用辅助检查

（1）头颅疾病导致头痛常用的辅助检查：头颅 CT、MRI、腰椎穿刺。

（2）心血管疾病导致头痛常用的辅助检查：胸部 X 线、心电图、彩色多普勒超声心动图。

（3）其他按照相关疾病进行相应的辅助检查。

二、头痛的病因鉴别诊断思路

（一）头颅疾病

1. 颅内疾病

（1）颅内感染：各种脑炎、脑膜炎。

（2）颅内占位性病变：肿瘤、结核瘤、寄生虫感染、肉芽肿、脑脓肿。

（3）头颅创伤。

（4）脑血管畸形和病变：先天性脑血管畸形、动脉瘤、动静脉瘘、颅内静脉窦血栓形成、感染性脑血管炎。

（5）颅内压增高：脑积水、良性颅内压增高。

（6）颅内压降低：腰椎穿刺后放脑脊液过多、脑积水分流术后。

（7）偏头痛。

（8）头痛型癫痫。

2. 颅外疾病

（1）眼屈光不正、先天性青光眼、眶内肿物。

（2）急性中耳炎、慢性中耳炎、乳突炎。

（3）副鼻窦炎。

（4）龋齿、牙周炎。

（5）头皮和颅骨病变。

（二）颈部疾病

引起头痛的颈部疾病常见于颈肌损伤、炎症、颈椎病变、颈部肌肉紧张。

（三）全身性疾病

（1）急性全身性感染性疾病。

（2）慢性全身性疾病：结核病、结缔组织病、内分泌疾病、代谢性疾病等。

（3）心血管疾病：高血压及高血压脑病、法洛四联症等。

（4）中毒：急性中毒、慢性中毒、缺氧、铅中毒、农药中毒、一氧化碳中毒、肺性脑病等。

（5）其他精神紧张性头痛。

（四）心因性疾病

略。

三、引起头痛的病种分类

（一）急性全头痛

急性全头痛常见于发热、全身感染、中枢神经系统感染、中毒（如铅、钴中毒）、惊厥后电解质紊乱、高血压、低血糖、腰椎穿刺后创伤、脑血管栓塞、血栓出血、胶原病、脑血管病、急性局部头痛、鼻窦炎、中耳炎、眼部疾病（如青光眼）、牙齿疾病、创伤、枕部神经痛、颞下颌关节功能不良。

（二）急性复发型头痛

1. 偏头痛

偏头痛包括复杂型偏头痛、偏头痛变异型、丛集性头痛。

2. 惊厥后慢性进展型头痛

惊厥后慢性进展型急性复发型头痛包括脑肿瘤、假性脑瘤、脑脓肿、硬膜下血肿、脑积水、脑出血、高血压、血管炎。

3. 慢性非进展型和混合型头痛

慢性非进展型和混合型急性复发型头痛包括慢性每日头痛（慢性偏头痛）、慢性紧张性头痛、诈病、脑震荡后、抑郁症、焦虑症。

（三）头皮及面部一些结构受刺激时引起的头痛

头皮与面部的表皮及动脉及头皮、面部与颈部的肌肉受刺激可引起头痛，眼部疾病、鼻腔与鼻旁窦的黏膜病变、外耳与中耳病变、牙齿等病变也可引起头痛。

（林晓源　何海燕）

第十六章 吐血、便血

吐血、便血查因流程见图16。

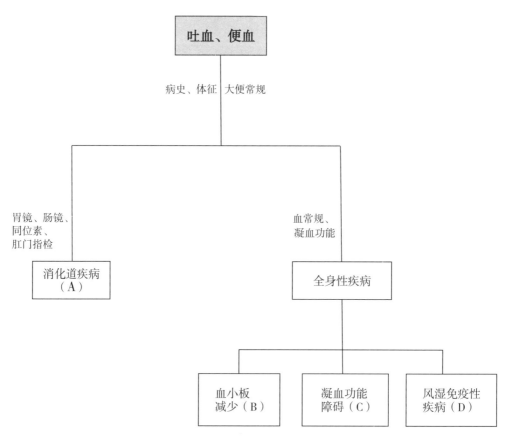

图16 吐血、便血查因流程

注：

A. 消化道疾病：消化道局灶性感染或局部组织、血管损伤等。

（1）食管静脉曲张：在小儿发病率不高，常见于门静脉高压症、肝硬化晚期、慢性充血性脾肿大等。食管下段曲张静脉一旦损伤，则有不同程度的出血，往往有较大量呕血，同时伴有大量便血或柏油样便。

（2）消化性溃疡：在小儿各年龄组均可发病，十二指肠溃疡多见于年长儿，胃溃疡常见于小婴儿，多无典型的胃痛史。胃出血常有呕血及柏油样便。十二指肠溃疡大出血时，则多以柏油样便为主，极少呕血。若出血量少，则只表现为大便潜血阳性。

（3）应激性溃疡：应激性溃疡引起的出血是指患儿在重伤或重病的应激状态下，特别是在休克、感染、颅脑外伤、手术、大面积烧伤、心、肺、肝、肾等脏器功能衰竭时，常有大面积糜烂性胃炎而引起急性消化道出血。临床表现为呕血及便血。由于存在着严重的原发病，出血若不能及早控制，预后较差。

（4）急性出血性坏死性肠炎：其表现除便血之外，常伴有烦躁、腹胀、腹痛、腹泻、高热及全身感染中毒症状。便血量很大可引发休克，便血量较少时易被忽略。

（5）梅克尔憩室：多位于距回盲部 30～100 cm 的回肠远端，血便可呈暗红或鲜红色，并可伴呕吐及腹痛。

（6）肠套叠、肠扭转或肠重复畸形：此三种病多于婴幼儿期发病，以阵发性哭闹（腹痛）、呕吐及便血为其特征，少数只有便血直至休克而腹痛症状不明显。

（7）肠系膜血管栓塞：肠系膜血管栓塞有腹痛和较大量便血。大颜便色与发病部位相关，小肠高位病变可为柏油样便，发病部位较低或血量大则为鲜红色。

（8）消化道血管瘤及其他肿瘤：血管瘤出血量可大可小。恶性肿瘤、原发性肿瘤或转移瘤，若出血量少，有时易与慢性肠套叠混淆。

（9）钩虫病或血吸虫病：出血量一般较少。

（10）流行性出血热：可有大量便血，且常伴有其他出血症状及感染中毒症状。

（11）阿米巴痢疾：便血不多，粪便伴黏液或脓液，镜下可找到阿米巴原虫或包囊。

（12）细菌性痢疾：常为脓血便，伴发热、腹痛和里急后重。

（13）肠伤寒出血：出血前先有 2～3 周的高热症状，伴腹泻、腹痛。血便颜色取决于出血量多少及出血部位。

（14）肠结核：小儿肠结核多属溃疡性，伴有消瘦、发热、腹泻等，出血量通常不多。

（15）直肠或结肠息肉：多为成形便，大便沾有鲜血或便后滴血。其在小儿无痛性少量便血中最常见。肛门指检多可摸到小球形息肉。大量出血多见于息肉蒂断裂。

（16）痔及肛裂：婴儿痔（也称为先天性痔）很少见，多为先天性血管畸形，有时可大量出血。肛裂出血量少，一般在排便时伴有疼痛。

B. 血小板减少：原发性血小板减少症、白血病、DIC、感染等继发性血小板减少症。

C. 凝血功能障碍：各种凝血因子缺乏。

D. 风湿免疫性疾病：过敏性紫癜、系统性红斑狼疮等。

一、吐血、便血症状鉴别常用辅助检查

吐血、便血症状鉴别常用的辅助检查包括血常规、凝血功能、大便常规＋潜血、胃镜、肠镜、同位素、肛门指检等。

二、吐血、便血的病因鉴别诊断思路

（一）消化道局灶性病变

消化道局灶性感染或局部组织、血管损伤等为便血常见原因。

（1）食管静脉曲张：常见于门静脉高压症、肝硬化晚期、慢性充血性脾肿大等。

（2）消化性溃疡：常见于十二指肠溃疡、胃溃疡。

（3）应激性溃疡：应激性溃疡引起的出血是指患儿在重伤或重病的应激状态下，特别是在休克、感染、颅脑外伤、手术、大面积烧伤、心肺肝肾等脏器功能衰竭时，因有大面积糜烂性胃炎而引起急性消化道出血。

（4）急性出血性坏死性肠炎：其表现除便血之外，常伴有烦躁、腹胀、腹痛、腹泻、高热及全身感染中毒症状。

（5）梅克尔憩室：多位于距回盲部 30～100 cm 的回肠远端，血便可呈暗红或鲜红色，并可伴呕吐及腹痛。

（6）肠套叠、肠扭转或肠重复畸形。

（7）肠系膜血管栓塞：其表现为腹痛和大量便血。大便颜色与发病部位相关，小肠高位病变可为柏油样便，病变部位较低或血量较大则为鲜红色。

（8）消化道血管瘤及其他肿瘤。

（9）钩虫病或血吸虫病。

（10）流行性出血热：大量便血，常伴有其他出血症状及感染中毒症状。

（11）阿米巴痢疾：便血不多，粪便伴黏液或脓液，镜下可找到阿米巴原虫或包囊。

（12）细菌性痢疾：常为脓血便，伴发热、腹痛和里急后重。

（13）肠伤寒出血：出血前先有 2～3 周的高热症状，伴腹泻、腹痛，血便颜色取决于出血量大小及出血部位。

（14）肠结核：小儿肠结核多属溃疡性，伴有消瘦、发热、腹泻等。出血量多不大。

（15）直肠或结肠息肉：多为成形便，大便沾有鲜血或便后滴血。其在小儿无痛性少量便血中最常见。肛门指检多可摸到小球形息肉。大出血多见于息肉蒂断裂时。

（16）痔及肛裂：婴儿痔（也称为先天性痔）很少见，多为先天性血管畸形，有时可大量出血。肛裂的出血量少，一般在排便时伴有疼痛。

（二）全身性疾病

引起吐血、便血的全身性疾病常见于血小板减少、凝血功能障碍、过敏性紫癜、

三、上消化道出血和下消化道出血的病因分类

（一）上消化道出血

1. 新生儿

新生儿上消化道出血常见于吞入母血、应激性溃疡、新生儿自然出血病、牛奶不耐受症。

2. 婴儿

婴儿上消化道出血常见于反流性食管炎、应激性溃疡、胃炎、出血性疾病、马洛里－魏斯（Mallory-Weiss）综合征。

3. 幼儿

幼儿上消化道出血常见于细菌性胃肠炎、溃疡病、胃炎、反流性食管炎、马洛里－魏斯综合征。

4. 年长儿

年长儿消化道出血常见于溃疡病、炎症、胃底食管静脉曲张、反流性食管炎、胆道出血、马洛里－魏斯综合征、胰腺炎。

（二）下消化道出血

1. 新生儿

新生儿下消化道出血常见于坏死性小肠结肠炎、肠重复畸形、肠套叠、先天性巨结肠。

2. 婴儿

婴儿下消化道出血常见于坏死性小肠结肠炎、细菌性肠炎、肠套叠、肠道畸形。

3. 幼儿

幼儿下消化道出血常见于肛裂、肠套叠、炎症性肠病、血管畸形、过敏性紫癜、息肉、寄生虫病。

4. 年长儿

年长儿下消化道出血常见于细菌性肠炎、炎性肠病、息肉、痔疮。

（黎小秀　沈振宇）

第十七章 腹 痛

腹痛查因流程见图 17。

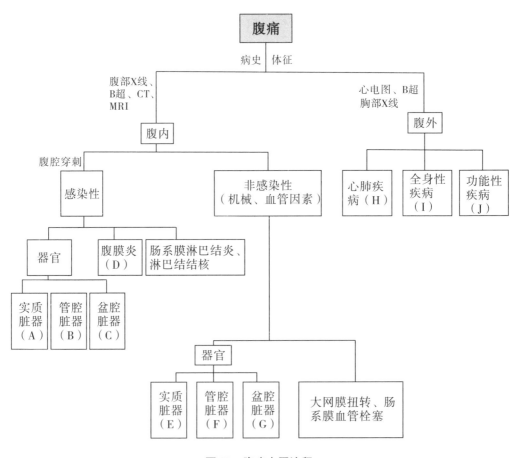

图 17 腹痛查因流程

注：

A. 实质脏器感染性疾病：肝炎、肝脓肿、胰腺炎。
B. 管腔脏器感染性疾病：阑尾炎、肠炎、胆囊炎。
C. 盆腔脏器感染性疾病：直肠炎、膀胱炎。
D. 腹膜炎：由腹腔内各脏器破裂或穿孔引起的化脓性炎症或非化脓性炎症，如阑尾穿孔、溃疡病穿孔。
E. 实质脏器非感染性疾病：急性肝脾栓塞或破裂出血。
F. 管腔脏器非感染性疾病：肠梗阻、肠套叠、肠扭转、肠粘连、胆道结石、输尿管结石。
G. 盆腔脏器非感染性疾病：卵巢囊肿蒂扭转。
H. 心肺疾病：肺炎、胸膜炎、心肌炎、心包炎。
I. 全身性疾病：腹型过敏性紫癜、以腹痛为表现的癫痫样发作、血管神经性水肿、荨麻疹、白血病、糖尿病、尿毒症、风湿热、铅中毒和卟啉病等。
J. 功能性疾病：身心疾病引起的功能性腹痛，如肠痉挛。

功能性腹痛见于反复发作性腹痛，伴有呕吐、腹泻、便秘和头痛等症状，不存在器质性病变，如肠易激综合征、功能性消化不良、腹型偏头痛、吞气症和功能性腹痛综合征。心理因素所致的腹痛包括非特异性腹痛、进食障碍、学校恐怖症、儿童抑郁症、儿童癔症、儿童精神分裂症等。

一、腹痛症状鉴别常用辅助检查

腹痛症状鉴别常用的辅助检查包括腹部 X 线、B 超、CT，胸部 X 线，心电图，彩色多普勒超声心动图，腹腔穿刺等。

二、根据辅助检查结果考虑诊断

（一）腹部 X 线、B 超、CT 检查

腹部 X 线、B 超检查适用于以下疾病的诊断。

（1）炎症：①腹膜炎，由腹腔内各脏器破裂或穿孔引起的化脓性炎症或非化脓性炎症，如阑尾穿孔、溃疡病穿孔。②实质脏器疾病，如肝炎、肝脓肿、胰腺炎。③管腔脏器疾病，如阑尾炎、肠炎、胆囊炎。④盆腔脏器疾病，如直肠炎、膀胱炎。⑤肠系膜病变，如淋巴结炎或淋巴结核。

（2）阻塞、狭窄等机械因素或血管因素：①管腔脏器疾病，如肠梗阻、肠套叠、肠扭转、肠粘连、胆道结石、输尿管结石。②实质脏器疾病，如急性肝脾栓塞或破裂出血。③盆腔脏器疾病，如卵巢囊肿蒂扭转。④肠系膜病变，如肠系膜血管栓塞或大网膜扭转。

（二）胸部 X 线检查

胸部 X 线检查结果异常，考虑心肺疾病，如肺炎、胸膜炎、心肌炎、心包炎。

（三）心电图

心电图结果异常，考虑心律失常、心肌炎、心包炎。

（四）彩色多普勒超声的心动图

彩色多普勒超声的心动图结果异常，考虑心肌病、心肌炎、心包炎、先天性心脏病。

（五）腹腔穿刺

腹腔穿刺结果异常，考虑腹膜炎、腹水、腹腔出血。

三、腹痛的病因鉴别诊断思路

（一）腹部及腹壁疾病

1. 炎症

（1）腹膜炎：腹腔内各脏器破裂或穿孔引起的化脓性炎症或非化脓性炎症，如阑尾穿孔、溃疡病穿孔。

（2）实质脏器疾病：肝炎、肝脓肿、胰腺炎。

（3）管腔脏器疾病：急性胃炎、急性肠炎、急性胰腺炎、急性出血坏死性肠炎、急性胆囊炎、急性阑尾炎等。

（4）盆腔脏器疾病：直肠炎、膀胱炎。

（5）肠系膜疾病：淋巴结炎或淋巴结核。

2. 阻塞、狭窄等机械因素或血管因素

（1）管腔脏器疾病：肠梗阻、肠套叠、肠扭转、肠绞窄、肠粘连、胆道结石、胆道蛔虫症、泌尿系统结石及梗阻。

（2）实质脏器疾病：急性肝脾栓塞或破裂出血、肝破裂、异位妊娠破裂等。

（3）盆腔脏器疾病：卵巢囊肿蒂扭转。

（4）肠系膜疾病：肠系膜血管栓塞或大网膜扭转。

（5）腹腔内血管阻塞：缺血性肠病、夹层腹主动脉瘤和门静脉血栓。

3. 腹壁疾病

腹壁疾病见于腹壁挫伤、脓肿及腹壁皮肤带状疱疹。

（二）腹外疾病

1. 心肺疾病

心肺疾病见于肺炎、胸膜炎、心肌炎、心包炎。

2. 全身性疾病

全身性疾病见于腹型过敏性紫癜、血管神经性水肿、腹型癫痫、白血病、糖尿病、尿毒症、风湿热、铅中毒、荨麻疹等。

3. **身心疾病**

身心疾病引起功能性腹痛，如肠痉挛。

(三) 其他原因所致腹痛

1. **功能性腹痛**

功能性腹痛表现为反复发作性腹痛，可伴有呕吐、腹泻、便秘和头痛等症状，不存在器质性疾病，如肠易激综合征、功能性消化不良、腹型偏头痛、吞气症和功能性腹痛综合征。

2. **心理因素所致的腹痛**

心理因素所致的腹痛见于非特异性腹痛、进食障碍、学校恐怖症、儿童抑郁症、儿童癔症、儿童精神分裂症等。

（黎小秀　沈振宇）

第十八章 腹 水

腹水查因流程见图18。

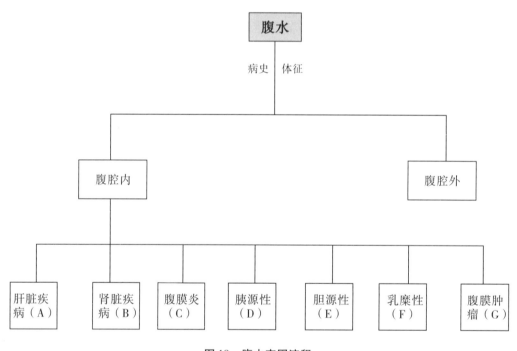

图18 腹水查因流程

注：

A. 肝脏疾病：急性重型肝炎、肝硬化、肝癌等。其所引起的腹水多由低蛋白血症、门静脉高压或恶性肿瘤种植于腹膜引起。其特点是上腔静脉压不增高，故无颈静脉充盈体征，肘静脉压正常，而腹壁、食管常因侧支循环形成而有静脉曲张及水肿，下肢也可发生静脉曲张。

B. 肾脏疾病：慢性肾炎骨病型及肾病综合征可出现大量腹水，其为漏出液。临床上表现为高度水肿、大量蛋白尿、低蛋白血症及高胆固醇血症等。

C. 腹膜炎（结核性、细菌性）：结核性腹膜炎其临床表现可见发热、消瘦、困倦等结核中毒症状。有结核病接触史，肺部结核病灶及结核菌素试验强阳性有助于诊断。其主要机制是腹膜结核病灶的炎症性渗出。腹水为草黄色或血性渗出液；涂片抗酸染色、结核菌培养或动物接种、结感感染特异性 T 细胞斑点（T-spot）检测结果有助于确诊。细菌性腹膜炎可通过腹水的细菌涂片、细菌培养等协助诊断。

D. 胰源性腹水：通常是由主胰管破裂、在胰管和腹腔之间形成内瘘或假性囊肿渗漏所致。致病原因多为有饮酒史、腹部外伤史、曾有急性胰腺炎发作史。其常见病因为有慢性胰腺炎、胰腺假性囊肿、胰腺外伤、胰管阻塞、奥迪（Oddi）括约肌狭窄等。

E. 胆源性腹水：见于胆系手术后，胆囊、胆总管、肝管和肝脏损伤也可引起。腹腔内胆汁通常可引起严重的腹膜炎，而在极少数情况下，患者并不表现为严重的腹膜炎，仅出现由腹腔内大量胆汁性液体导致的轻度腹胀，有些甚至无临床症状。

F. 乳糜性腹水：因含乳糜液的淋巴管破裂所致。腹水呈乳糜色，加乙醚后可使之变清，借此与假性乳糜腹水区分。后者是由于慢性腹膜炎腹水中的脓细胞脂肪变性破坏，使腹水呈乳糜样，加乙醚后其乳糜色不消退。

G. 腹膜肿瘤：以恶性肿瘤引起的腹膜转移为主，见于消化系统肿瘤、白血病、恶性淋巴瘤等。恶性肿瘤产生腹水的主要机制是肿瘤转移种植于腹膜或腹腔，导致渗出液增多，癌组织浸润引起糜烂出血。也有癌组织压迫门静脉或下腔静脉引起的腹水。

一、腹水症状鉴别常用辅助检查

腹水症状鉴别常用的辅助检查包括肝功能、肾功能、腹部 B 超、腹部 MRI 或 CT、心脏 B 超、尿常规、腹腔穿刺等。

二、腹水的病因鉴别诊断思路

（一）肝脏疾病

引起腹水的肝脏疾病常见于急性重型肝炎、肝硬化、肝癌等。这类疾病引起的腹水多由低蛋白血症、门静脉高压或恶性肿瘤种植于腹膜所致。这类腹水的特点是上腔静脉压不增高，故无颈静脉充盈体征，肘静脉压正常，而腹壁、食管常因侧支循环形成而有静脉曲张及水肿，下肢也可发生静脉曲张。

（二）心脏疾病

右心或全心功能不全、心包疾病、限制性心肌病均可引起腹水。其发病机制为静脉内静水压力增高，导致水分向组织间隙转移引起隐性水肿，出现体重增加、低垂部位可见凹陷性水肿及体腔积液。患者多有心功能不全的表现，可见颈静脉怒张、肝脏肿大。腹水为漏出液。心脏体征、胸部 X 线、心脏 B 超等检查及静脉压测量有助于诊断。

（三）肾脏疾病

慢性肾炎、肾病综合征可出现大量腹水，其腹水为漏出液。临床上表现为高度水肿、大量蛋白尿、低蛋白血症及高胆固醇血症等。

（四）腹膜炎（结核性、细菌性）

腹膜炎分结核性腹膜炎和细菌性腹膜炎。结核性腹膜炎所致腹水，临床表现为发热、消瘦、倦怠等结核中毒症状，腹水为草黄色或血性渗出液。结合结核病接触史、肺部结核病灶及相关检查（如结核菌素试验强阳性，T-spot 检测阳性，涂片抗酸染色、结核菌培养或动物接种阳性）可确诊。细菌性腹膜炎可通过腹水的细菌涂片、细菌培养等协助诊断。

（五）其他

1. 腹膜肿瘤

肿瘤性腹水以恶性肿瘤引起的腹膜转移为主，如消化系统肿瘤、白血病、恶性淋巴瘤等。恶性肿瘤产生腹水的主要机制是肿瘤转移种植于腹膜或腹腔，导致渗出液增多，癌组织浸润引起糜烂出血。也有癌组织压迫门静脉或下腔静脉引起的腹水。

2. 乳糜性腹水

乳糜性腹水的发生是因含乳糜液的淋巴管破裂所致，腹水呈乳糜色。

3. 胰源性腹水

慢性胰腺炎、胰腺假性囊肿、胰腺外伤、胰管阻塞引起的腹水通常是因主胰管破裂、在胰管和腹腔之间形成内瘘或假性囊肿渗漏所致。大多数患者有过胰腺炎发作，有些患者则病因不明、奥迪括约肌狭窄等。

4. 胆源性腹水

胆源性腹水见于胆系手术后，胆囊、胆总管、肝管和肝脏损伤也可引起。腹腔内胆汁通常可引起严重的腹膜炎。

（黎小秀　沈振宇）

第十九章 肝 脾 肿 大

肝脾肿大查因流程见图19。

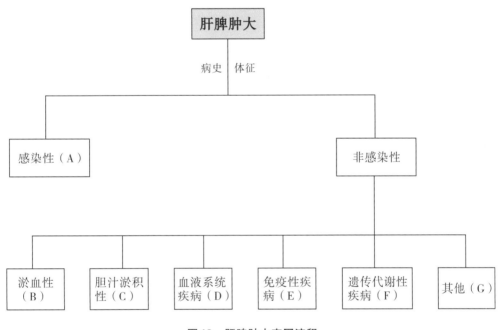

图19 肝脾肿大查因流程

注：

A. 感染性因素：①肝炎病毒可引起肝细胞损害，导致急、慢性肝炎，引起肝脏不同程度肿大。②巨细胞病毒感染，可使肝脏内的肝细胞、血管内皮细胞、胆管上皮细胞及脾脏内的血管内皮细胞和淋巴细胞等同时受累，发生细胞病变和细胞增殖，引起肝脾同时肿大。③疟原虫可感染肝细胞，又可因小血管病变等致肝脾受累而肿大。④EB病毒、风疹病毒、麻疹病毒、单纯疱疹病毒及伤寒杆菌感染、结核杆菌感染时，可使肝细胞和脾内免疫细胞受累而使肝脾肿大。

B. 淤血性肝脾肿大：肝脏血流丰富，当肝供血量过多或回心血量过少，则会引起肝脏淤血，这种情况较多见，且血量过多可导致肝脏肿大，多继发于门静脉回流受阻，大量血液在脾脏内淤积，致使脾脏肿大、质地变硬。各种门静脉高压均可引起脾脏疾病且导致肝内或肝外胆汁淤积，因大量胆汁在肝内淤积，造成肝内压力升高、肝脏肿大。

C. 胆汁淤积性肝脾肿大：胆汁是肝细胞分泌的液体，储存于胆囊，经胆总管流入十二指肠。肿瘤细胞增殖、浸润，可致肝脾内有大量的瘤细胞浸润、增生。

D. 血液系统疾病：包括急、慢性白血病，恶性淋巴瘤，恶性组织细胞病及神经母细胞瘤等。血流量增加，或并发梗死出血致使肝脾肿大。

E. 免疫性疾病：儿童风湿性疾病可引起肝脾肿大，常见于幼年特发性关节炎及系统性红斑狼疮等。

F. 遗传代谢性疾病：主要见于戈谢病和尼曼-皮克病。此两种疾病分别因葡糖脑苷脂酶和鞘磷脂酶缺陷，致葡萄糖脑苷脂和鞘磷脂沉积在肝脾组织的巨噬细胞内，形成大量充满脂质的大型细胞引起，从而造成肝脾肿大。

G. 其他：婴幼儿时期出现各种原因贫血及严重感染时，可有髓外造血代偿，表现为肝脾轻度肿大；药物或中毒可使肝脾受损，引起肝脾代偿性增大。

一、肝脾肿大症状鉴别常用辅助检查

肝脾肿大症状鉴别常用的辅助检查包括血常规，电解质，肝功能，肾功能，各种病原体检测，血培养，CRP，降钙素原，腹部B超，胸部及腹部X线、MRI、CT，心脏B超，心电图，尿常规，腹腔穿刺，胃肠镜，遗传代谢病筛查，自身免疫性抗体等。

二、肝脾肿大的病因鉴别诊断思路

（一）感染性因素

引起肝脾肿大的感染性因素包括各种肝炎病毒、巨细胞病毒、微小病毒B19、风疹病毒、麻疹病毒、单纯疱疹病毒及各种细菌（如伤寒、结核、疟疾等）的感染。

（二）非感染因素

1. 淤血性肝脾肿大

淤血性肝脾肿大见于肝内肝动脉瘤、慢性右心衰竭、心包积液、各种门静脉高压。当肝供血量过多或回心血量过少，则会引起肝脏淤血，而血量过多则导致肝脏肿大，常继发于门静脉回流受阻，大量血液在脾脏内淤积，致使脾脏肿大、质地变硬。各种门静脉高压均可引起脾脏疾病，且导致肝内或肝外胆汁淤积，因大量胆汁在肝内淤积，可造成肝内压力升高、肝脏肿大。

2. 胆汁淤积性肝脾肿大

胆汁是肝细胞分泌的液体，储存于胆囊，经胆总管流入十二指肠。各种疾病及肿瘤细胞增殖、浸润可致肝脾内有大量的瘤细胞浸润、增生，血流量增加，或并发梗死、出血等引起肝脾肿大。

3. 血液系统疾病

血液系统疾病见于急、慢性白血病，恶性淋巴瘤，恶性组织细胞病及神经母细胞瘤等血液肿瘤性疾病。

4. 风湿免疫性疾病

风湿免疫性疾病常见于幼年特发性关节炎及系统性红斑狼疮等。

5. 遗传代谢性疾病

遗传代谢性疾病主要见于戈谢病和尼曼-皮克病。此两种疾病分别因葡糖脑苷脂酶和鞘磷脂酶缺陷，致葡萄糖脑苷脂和鞘磷脂沉积在肝脾组织的巨噬细胞内，形成大量充满脂质的大型细胞，从而造成肝脾肿大。

6. 其他

各种原因贫血及严重感染时，均可出现髓外造血代偿，表现为肝脾轻度肿大；药物或中毒可使肝脾受损，引起肝脾代偿性增大。

（黎小秀　沈振宇）

第二十章 呕 吐

呕吐查因流程见图20。

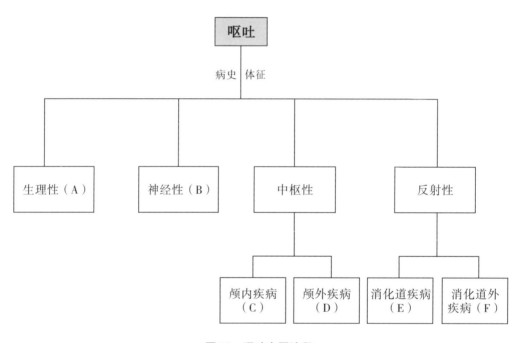

图20 呕吐查因流程

注：

A. 生理性呕吐：新生儿、婴幼儿由于胃的解剖学特点及贲门括约肌发育未成熟，在哺乳时吞入空气可引起呕吐。这种呕吐或溢乳次数虽多，但一般状态良好，体重增加也与正常儿相似，改进喂奶方法或随年龄增长，呕吐多自然缓解，无须特殊处理。

B. 神经性呕吐：任何原因致精神紧张、情绪波动时均有可能引起呕吐。

C. 颅内疾病所致中枢性呕吐：与饮食无关，呕吐前无恶心或不快感，突然发生呕吐。呕吐较频繁且多不伴有其他消化道症状。常见于脑肿瘤、颅内出血、脑水肿、脑炎、脑膜炎等，多伴有头痛、意识障碍、惊厥、颅内压增高、脑膜刺激征等神经系统异常表现。

D. 颅外疾病所致中枢性呕吐：常见于尿毒症、糖尿病酮症酸中毒、某些药物中毒等。

E. 消化道疾病所致反射性呕吐：因末梢神经受刺激，通过向心传导刺激呕吐中枢所致。常见于舌根或咽部异物、急性胃肠炎、阑尾炎、腹膜炎等，呕吐前多有腹痛、恶心、腹部不适感，呕吐后症状减轻。对于婴儿，应特别注意有无消化道梗阻表现，如先天性食道闭锁及十二指肠或小肠闭锁、狭窄或旋转等异常；也可见于先天性肥厚性幽门狭窄及肠套叠。若为外科器质性病变，须及早诊断、紧急处理。

F. 消化道外疾病所致反射性呕吐：黄疸型肝炎、上呼吸道感染、尿路感染、中耳炎早期均可出现呕吐，应注意鉴别。

一、呕吐症状鉴别常用辅助检查

呕吐症状鉴别常用的辅助检查包括血常规、大便常规、电解质、肝功能、肾功能、心功能、消化系统感染的各种病原体检测、血培养、CRP、降钙素原、腹部B超、胸部及腹部X线、胃肠镜、心电图、心脏彩超、头颅CT、头颅MRI、腰椎穿刺等。

二、呕吐的病因鉴别诊断思路

（一）生理性呕吐

生理性呕吐多见于新生儿、婴幼儿，由于其胃的解剖学特点及贲门括约肌发育未成熟，在哺乳时吞入空气可引起呕吐。这种呕吐或溢乳次数虽多，但一般状态多良好，体重增加也与正常儿相似，改进喂奶方法或随年龄增长，呕吐多自然缓解，无须特殊处理。

（二）中枢性呕吐

1. 颅内疾病

引起呕吐的颅内疾病有脑肿瘤、脑出血、脑水肿、脑炎、脑膜炎。

2. 化学改变

尿毒症、糖尿病酮症酸中毒、低血糖、先天性代谢异常、肾上腺皮质功能不全、药物中毒。

中枢性呕吐与饮食无关，呕吐前无恶心或不快感，突然发生呕吐。呕吐较频繁且多不伴有其他消化道症状，可因颅内疾病所致，如脑肿瘤、颅内出血、脑水肿、脑炎、脑膜炎等，多伴有头痛、意识障碍、惊厥、颅内压增高、脑膜刺激征等神经系统异常表现。

（三）反射性呕吐

1．舌根、咽部刺激

误咽或异物引起舌根、咽部刺激而发生反射性呕吐。

2．胃肠炎、腹膜炎刺激

（1）过食、婴儿腹泻、急性胃肠炎、胃溃疡、阑尾炎、腹膜炎等。

（2）消化道梗阻，如先天性肥厚性幽门狭窄、先天性肠闭锁、肠梗阻、肠扭转、肠套叠等。

（3）肝炎、胆囊炎。

3．其他脏器刺激

（1）心血管受刺激引起呕吐见于充血性心力衰竭。

（2）平衡器官受刺激引起呕吐见于迷路、前庭功能障碍。

4．其他

其他引起反射性呕吐的病因见于呼吸道感染、尿路感染、中耳炎等。

反射性呕吐是由于末梢神经受刺激，通过向心传导刺激呕吐中枢所致。多见于消化道疾病，如舌根或咽部异物、急性胃肠炎、阑尾炎、腹膜炎等。呕吐前多有腹痛、恶心、腹部不适感，呕吐后症状减轻。对于婴儿，应特别注意有无消化道梗阻表现，如先天性食道闭锁、十二指肠或小肠闭锁、狭窄或旋转等异常；也可见于先天性肥厚性幽门狭窄及肠套叠。外科器质性疾患，须及早诊断，紧急处理。此外，黄疸型肝炎、上呼吸道感染、尿路感染、中耳炎早期均可出现呕吐，应注意鉴别。

（四）神经性呕吐

任何原因导致的精神紧张、情绪波动均有可能引起神经性呕吐。

（黎小秀　沈振宇）

第二十一章 腹 泻

腹泻查因流程见图21。

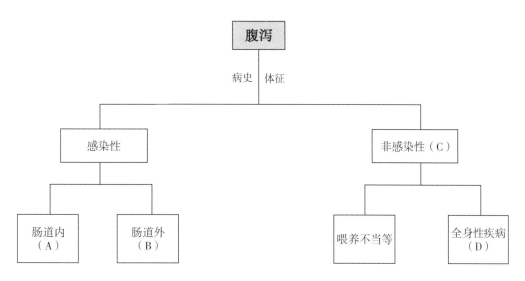

图21 腹泻查因流程

注：

A. 肠道内感染：①病毒性，如轮状病毒、柯萨奇病毒、埃可病毒、巨细胞病毒、腺病毒、诺沃克病毒等。②细菌性。产毒素性细菌：产肠毒素大肠杆菌、霍乱弧菌、难辨梭状芽孢杆菌等。侵袭性细菌：痢疾杆菌、侵袭性大肠杆菌、空肠弯曲菌、鼠伤寒沙门菌、耶尔森杆菌、金黄色葡萄球菌等。③寄生虫性，如梨形鞭毛虫、溶组织内阿米巴、蛲虫、钩虫等。④真菌性，如白色念珠菌等。

B. 肠道外感染：上呼吸道感染、中耳炎、肺炎、肾盂肾炎、皮肤感染、败血症等。

C. 非感染性腹泻：喂养或护理不当、气候改变、消化不良、食物过敏、炎症性肠病及药物副作用等。

D. 全身性疾病：过敏性紫癜、变态反应性胃肠病、甲状腺功能亢进症、慢性肾上腺功能减退症等。

一、腹泻症状鉴别常用辅助检查

腹泻症状鉴别常用的辅助检查包括血常规、大便常规、电解质、肝功能、肾功能、心功能、大便培养、消化系统感染的各种病原体检测、血培养、CRP、降钙素原等。

二、腹泻发病机制

腹泻是指排便次数增多,粪质稀烂,或带有黏液、脓血或未消化的食物,如解液状便,每日3次以上,或每天粪便总量大于200 g,其中粪便含水量大于80%,被认为是腹泻。肠运动过快导致的大便次数增多和肛门括约肌松弛失禁不属于腹泻。

(一)分泌性腹泻

分泌性腹泻是因肠道分泌大量液体超过肠黏膜吸收能力所致。霍乱弧菌外毒素引起的大量水样腹泻即属于典型的分泌性腹泻。肠道非感染性或感染性炎症,如阿米巴肠炎、细菌性痢疾、溃疡性结肠炎、克罗恩病、肠结核及放射性肠炎、肿瘤溃烂等均可使炎症性渗出物增多而致腹泻。某些胃肠道内分泌肿瘤(如胃泌素瘤)所致的腹泻也属于分泌性腹泻。

(二)消化功能障碍性腹泻

消化功能障碍性腹泻是由消化液分泌减少引起,如慢性胰腺炎、慢性萎缩性胃炎、胃大部切除术后。胰、胆管阻塞可致胆汁和胰酶排出受阻引起消化功能障碍性腹泻。

(三)渗透性腹泻

渗透性腹泻是由肠内容物渗透压增高、阻碍肠内水分与电解质的吸收而引起,如乳糖酶缺乏、乳糖不能水解即形成肠内高渗状态。此外,服用盐类泻剂或甘露醇等引起的腹泻亦属此型。

(四)肠道运动紊乱性腹泻

肠道运动紊乱性腹泻是由肠蠕动亢进致肠内食糜停留时间缩短、未被充分吸收而引起的腹泻,如肠炎、甲状腺功能亢进症、糖尿病、胃肠功能紊乱等。

(五)吸收不良性腹泻

吸收不良性腹泻是由肠黏膜的吸收面积减少或吸收障碍引起,如小肠大部分切除、吸收不良综合征、小儿乳糜泻等。

(黎小秀 沈振宇)

第二十二章　腹　　胀

腹胀查因流程见图22。

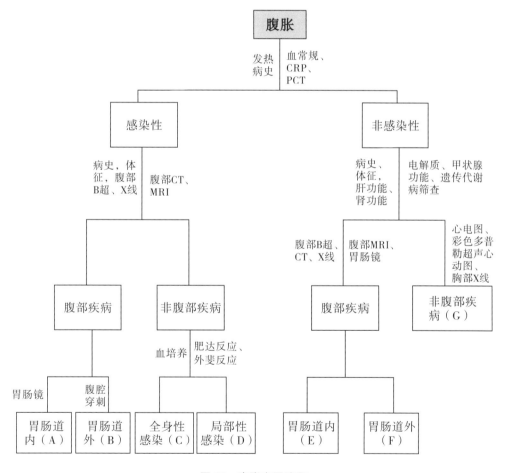

图22　腹胀查因流程

注：

A. 感染性胃肠道内疾病：慢性胃炎、肠道疾病（如肠结核、痢疾、肠炎等）。

B. 感染性胃肠道外疾病：急性腹膜炎，结核性腹膜炎，肝、胆与胰腺疾病（如急性、慢性肝炎，慢性胆囊炎，胰腺炎），慢性盆腔炎，附件炎等。

C. 全身感染性疾病：败血症、伤寒、恙虫病等。

D. 局部感染性疾病：重症肺炎等。

E. 非感染性胃肠道内疾病：胃溃疡、胃下垂、胃扩张及幽门梗阻、胃肠神经官能症、肠梗阻及习惯性便秘。

F. 非感染性胃肠道外疾病：肝硬化、脾肿大、胆石症及腹腔肿瘤。

G. 非感染性非腹部疾病：心血管疾病（如心绞痛、心律失常、心力衰竭）、肠系膜动脉硬化症、肠系膜动脉梗死、手术后肠麻痹、肺气肿、哮喘、低钾血症、吸收不良综合征、脊髓病变、药物反应、结缔组织病及甲状腺功能减退症等。

一、腹胀症状鉴别常用辅助检查

腹胀症状鉴别常用的辅助检查包括血常规、电解质、肝功能、肾功能、病原体检测、CRP、降钙素原、腹部 B 超、胸部 X 线、腹部 X 线、钡灌肠、腹部 MRI、腹部 CT、心脏 B 超、心电图、尿常规、腹腔穿刺、胃肠镜等。

二、腹胀发病机制

腹胀可由肠腔、腹腔内积气或积液及腹内巨大肿物或腹肌无力引起。其中，小儿腹胀以气胀最为多见。腹胀的病理生理包括患者的主观感觉、腹围的改变、内容物量的变化及腹壁肌肉的运动四种因素，它们独立或联合起作用。

（一）机械性肠梗阻

机械性肠梗阻是因近端肠管内的气体及液体的重吸收和排出受到障碍，肠管内细菌因肠内环境改变产生大量气体，而出现腹胀。B 超、钡灌肠、腹部 X 线立位照片或透视检查中见小肠内有多个液平面及瘪缩的结肠，即可确诊。

（二）麻痹性肠梗阻

麻痹性肠梗阻是由肠道自主神经系统功能紊乱导致消化道蠕动功能失调，如全身重症感染（如败血症、肺炎、脑炎、脓毒血症或中毒性休克等）引起微循环障碍、胃肠道缺血缺氧以致扩张无力而产生腹胀。腹膜炎与腹部损伤（包括手术损伤后产生肠麻痹）时，因气体吸收障碍亦可引起腹胀，以结肠胀气为主。腹部 X 线立位照片或透视检查、B 超检查、钡灌肠可见结肠充气扩张。

（三）腹水

腹水引起的腹胀多因血浆蛋白水平低下、肝硬化、充血性心力衰竭、门静脉高压、腹腔炎症或肿瘤所致。其体征与胀气不同。B超、腹部X线及透视检查可见肠管漂浮在腹水中。

（四）患儿知觉异常

患儿知觉异常与腹壁感觉或内脏敏感性等相关。

（五）腹腔巨大占位性病变

腹部B超、胸部及腹部X线、钡灌肠、腹部MRI或CT可明确诊断。

三、腹胀的病因鉴别诊断思路

（一）胃部疾病和肠道疾病

胃部疾病常见于慢性胃炎、胃溃疡、胃下垂、胃扩张及幽门梗阻等；肠道疾病常见于肠结核、痢疾、肠梗阻及习惯性便秘等。其他如胃肠神经官能症。可行病原体检测、CRP、降钙素原、腹部B超、胸部及腹部X线、钡灌肠、腹部MRI或CT、胃肠镜等明确诊断。

（二）肝、胆与胰腺疾病

肝、胆与胰腺疾病见于急、慢性肝炎和肝硬化，慢性胆囊炎，胆石症及胰腺炎等。可行血常规、电解质、肝功能、肾功能、病原体检测、CRP、降钙素原、腹部B超、腹部X线、腹部MRI、腹部CT、尿常规、腹腔穿刺、胃肠镜等明确诊断。

（三）腹膜疾病

腹膜疾病常见于急性腹膜炎、结核性腹膜炎等，其可反射性地引起腹胀。可行血常规、电解质、肝功能、肾功能、病原体检测、CRP、降钙素原、腹部B超、腹部X线、腹部MRI或CT、尿常规、腹腔穿刺、胃肠镜等明确诊断。

（四）心血管疾病

心血管疾病常见于心力衰竭、肠系膜动脉硬化症、肠系膜动脉梗死、心绞痛和心律失常等。可行血常规、电解质、肝功能、肾功能、病原体检测、CRP、降钙素原、腹部B超、腹部X线、腹部MRI、腹部CT、胸部X线、心脏B超、心电图等明确诊断。

（五）急性感染性疾病

急性感染性疾病常见于败血症、重症肺炎及伤寒等。可行病原体检测明确诊断。

（六）其他

其他引起腹胀的病因有手术后肠麻痹、肺气肿、哮喘、低钾血症、吸收不良综合征、脊髓病变、药物反应、慢性盆腔炎、附件炎、结缔组织病及甲状腺功能减退症等。

（黎小秀　沈振宇）

第二十三章 发 热

发热查因流程见图23。

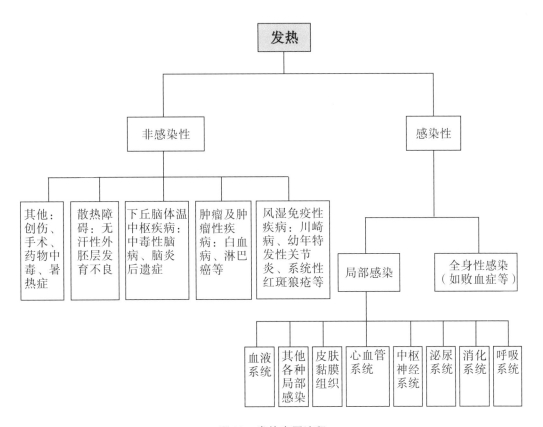

图23 发热查因流程

一、发热查因的病原体检测

（一）发热 4 天内

（1）核酸检测：用于流感病毒、新型冠状病毒、腺病毒、呼吸道合胞病毒、支原体、衣原体、肠道病毒、诺如病毒、巨细胞病毒、单纯疱疹病毒引起的发热。

（2）血常规、CRP、降钙素原、血培养、红细胞沉降率、铁蛋白等。

（二）发热 5 天后

（1）上述病原体的血清检测及 EB 病毒、百日咳杆菌、伤寒杆菌、恙虫病、钩端螺旋体抗体检测等。

（2）血常规、CRP、降钙素原、血培养、红细胞沉降率、铁蛋白等。

（三）发热 7 天后

（1）自身免疫性抗体检测。

（2）血常规、CRP、降钙素原、血培养、红细胞沉降率、铁蛋白、真菌等。

（3）病原体检测同发热 5 天后的检测。

二、发热儿童腰椎穿刺指征

（1）3 月龄以下发热儿童的腰椎穿刺指征：①小于 1 月龄、病因未明的发热；②1～3 月龄，一般状况差、白细胞低于 $5 \times 10^9 L^{-1}$ 或超过 $15 \times 10^9 L^{-1}$。

（2）3 月龄以上的发热儿童的腰椎穿刺指征：①皮肤苍白、花纹、苍灰或发绀；②对外界无反应、病态面容、各种刺激不能使之清醒、嗜睡、虚弱、哭声尖或持续哭闹；③呻吟、呼吸急促，呼吸频率大于 60 次/分，有重度吸气性胸凹陷；④有神经系统阳性症状和体征。

存在以上 1 项及以上症状、体征者，必要时可行腰椎穿刺。

三、发热症状鉴别常用辅助检查

（一）有定位症状

（1）呼吸道症状（如咳嗽、流涕等）：病原体的核酸、抗体检测，痰液等的培养，胸部 X 线、CT。

（2）消化道症状（如腹泻、呕吐等）：大便常规、大便培养、大便或肛拭子病原体、肠镜。

（3）神经系统症状（如意识障碍、神经系统阳性体征）：腰椎穿刺，头颅 CT、MRI。

（4）泌尿系统症状（如尿频、尿急、尿痛）：尿常规、中段尿培养、泌尿系统 B 超、MRI、CT 及造影、同位素。

（5）心血管系统症状：血培养、彩色多普勒超声心动图、心电图、胸部 X 线。

（6）血液系统的异常：血常规、骨髓穿刺、淋巴活检。

（7）皮肤软组织等异常：浅表器官 B 超。

（二）无定位症状

（1）各项抽血检测病原体抗体、高通量宏基因组测序、自身免疫性抗体系列。

（2）各脏器 B 超检查。

（3）根据临床症状、体征诊断：下丘脑中枢疾病、无汗性外胚层发育不良、创伤、手术、药物热、暑热症。

存在以上 1 项及以上的症状、体征时，必要时可行腰椎穿刺。

（三）其他常用辅助检查

其他常用的辅助检查包括血常规、CRP、降钙素原、血培养 + 药敏、大便常规 + 轮状病毒 + 大便潜血试验、大便培养、小便常规 + 尿沉渣、中段尿培养、痰培养及鉴定、痰各种标本的一般细菌涂片检查、痰结核菌涂片检查、卡介菌纯蛋白衍生物、T-spot、结核杆菌 DNA 定量检测、痰真菌涂片检查、沙眼衣原体 DNA 定量检测、沙眼衣原体 IgM 抗体定量检测、肺炎衣原体 DNA 定量检测、肺炎衣原体 IgM 抗体定量检测、肺炎支原体 DNA 定量检测、肺炎支原体 IgM 抗体定量检测。

各种呼吸道感染病原体核酸检测：甲型流感病毒、甲型 H1N1 流感病毒、H7N9 亚型禽流感病毒、新型冠状病毒、巨细胞病毒、呼吸道合胞病毒、腺病毒的检测。人类免疫缺陷病毒、登革病毒、EB 病毒抗体检测 4 项、白细胞、异形红/白细胞形态、肠道病毒核酸检测、诺如病毒核酸检测。肥达反应、外斐反应，钩端螺旋体 IgM 抗体定量检测，疟原虫检测，高通量宏基因检测。

风湿三项，T 细胞、B 细胞、NK 细胞亚群分析，白介素 2、白介素 4、白介素 6、白介素 10 等，肿瘤坏死因子，干扰素，血清铁蛋白，血清淀粉样蛋白，免疫球蛋白 IgG、IgM、IgE、IgA 定量测定，补体 C3、C4 测定，自身免疫系列抗体测定。

甲状腺功能、G6PD 检测、直接抗人球蛋白试验、肝功能。

儿童胸部 X 线 DR、胸部 CT、彩色多普勒超声心动图、各部位 B 超检查、头颅 CT 或 MRI，骨髓穿刺、局部组织活检、腰椎穿刺、肠纤维镜。

四、根据辅助检查结果考虑诊断

（1）血常规、CRP、降钙素原、血培养 + 药敏试验结果异常，考虑细菌性败血症、真菌性败血症。

（2）大便常规＋轮状病毒＋大便潜血试验、大便培养结果异常，考虑肠道感染（病毒性或细菌性肠炎等），如沙门菌感染、志贺菌感染。

（3）小便常规＋尿沉渣、中段尿培养结果异常，考虑泌尿系统感染，如尿路感染及肾盂肾炎。

（4）痰培养及鉴定、痰各种标本一般细菌涂片检查结果异常，考虑细菌感染、真菌感染。

（5）痰结核菌涂片检查、卡介菌纯蛋白衍生物、T-spot、结核杆菌DNA定量检测结果异常，考虑结核。

（6）痰真菌涂片检查结果异常，考虑新型隐球菌等真菌感染。

（7）沙眼衣原体DNA定量检测、沙眼衣原体IgM抗体定量检测结果异常，考虑沙眼衣原体感染。

（8）肺炎衣原体DNA定量检测、肺炎衣原体IgM抗体定量检测结果异常，考虑肺炎衣原体感染。

（9）肺炎支原体DNA定量检测、肺炎支原体IgM抗体定量检测结果异常，考虑肺炎支原体感染。

（10）呼吸道感染病原体核酸检测结果异常，考虑甲型流感病毒、甲型H1N1流感病毒、H7N9亚型禽流感病毒、新型冠状病毒、巨细胞病毒、呼吸道合胞病毒、腺病毒。

（11）登革病毒抗原检测结果异常，考虑登革热。

（12）EB病毒抗体检测四项、白细胞、异形红/白细胞形态异常，考虑传染性单核细胞增多症、EB病毒感染。

（13）肠道病毒核酸检测结果异常，考虑手足口病。

（14）诺如病毒核酸检测结果异常，考虑诺如病毒感染。

（15）肥达反应、外斐反应结果异常，考虑伤寒、副伤寒、立克次体感染（恙虫病）。

（16）钩端螺旋体IgM抗体定量检测结果异常，考虑钩端螺旋体感染。

（17）疟原虫检测结果异常，考虑疟疾。

（18）风湿三项结果异常，考虑风湿热、幼年特发性关节炎、链球菌感染。

（19）血常规，红细胞沉降率，风湿3项，T细胞、B细胞、NK细胞亚群分析，白介素2、白介素4、白介素6、白介素10等，肿瘤坏死因子，干扰素，血清铁蛋白，血清淀粉样蛋白，免疫球蛋白IgG、IgM、IgE、IgA定量测定，补体C3、C4测定，自身免疫系列抗体测定结果异常，考虑结缔组织病、幼年特发性关节炎、系统性红斑狼疮、皮肌炎、硬皮病、类肉状瘤病、血管炎［川崎病（又称皮肤黏膜淋巴结综合征）、贝赫切特综合征、韦格纳肉芽肿］、免疫缺陷病等。

(20) 甲状腺功能结果异常，考虑甲状腺功能亢进症。

(21) G6PD 检测、直接抗人球蛋白试验、肝功能结果异常，考虑溶血性贫血。

(22) 儿童胸部 X 线、胸部 CT 平扫+三维重建检查结果异常，考虑支气管炎、支气管肺炎、肺脓肿、胸腔脓肿、肺结核。

(23) 彩色多普勒超声心动图检查结果异常，考虑心血管系统感染性心内膜炎和心包炎、川崎病。

(24) 腹部 B 超检查结果异常，考虑肝胆系统感染（如病毒性肝炎、胆管炎和肝脓肿等）、肾周围脓肿、膈下脓肿、阑尾脓肿、肛周脓肿等。

(25) 头颅 CT、MRI 检查结果异常，考虑累及下丘脑体温调节中枢的疾病，如颅脑损伤（脑出血、脑震荡和脑干损伤等）、大脑发育不全、中毒性脑病、脑炎及其后遗症、间脑病变、高钠血症（垂体性或肾性尿崩症等）、婴儿脱水热。

(26) 骨髓穿刺、局部组织活检结果异常，考虑骨髓炎、白血病、恶性肿瘤。

(27) 腰椎穿刺结果异常，考虑中枢神经系统感染，如脑炎及脑膜脑炎。

(28) 肠纤维镜结果异常，考虑克罗恩病、溃疡性结肠炎。

五、根据病史、症状、体征考虑临床诊断

根据病史、症状、体征可考虑以下诊断：上呼吸道感染（如扁桃体炎、慢性腺窝性扁桃体炎、咽喉炎）、淋巴腺炎、鼻窦炎、龋齿、牙龈脓肿、麻疹、风疹、幼儿急疹、疫苗预防接种反应、肛周脓肿、川崎病、大手术后、组织损伤内出血、大血肿、大面积烧伤、血管栓塞所致心肺或脾等内脏梗死或肢体末端缺血性坏死、溶血反应和横纹肌溶解综合征。

此外，惊厥、癫痫持续状态时产热较多而散热滞后，可出现体温一过性升高。婴儿长期摄入高蛋白、高热能饮食或甲状腺功能亢进等，因代谢增高，可出现长期低热。广泛性皮炎、无汗型外胚层发育不良（汗腺缺乏）、环境温度和湿度过高（暑热症）、严重脱水（脱水热、心力衰竭所致血液循环障碍）、婴儿衣被过厚（捂热综合征）均使散热减少，引起发热。

（一）短期发热

短期发热是指持续时间在 2 周以内的发热。其较为常见，大多属于感染性发热，多伴有局部症状及体征，结合影像学和实验室检查结果，诊断多不困难。

（二）长期发热和慢性发热的病因鉴别

1. 长期发热

长期发热是指持续时间大于等于 2 周的发热。引起长期发热的病因如下。

(1) 感染。

A. 有定位的感染：①呼吸系统感染，如病毒、支原体、化脓性细菌及结核菌感染等。②消化系统感染。③泌尿系统感染。④中枢神经系统感染，如脑炎、脑膜炎。⑤心血管系统感染，如感染性心内膜炎、心包炎。⑥肝胆系统感染，如肝炎、胆管炎、肝脓肿等。⑦脓肿或局限性感染，如骨髓炎、肾周围脓肿、膈下脓肿、阑尾脓肿、肛周脓肿等。

B. 全身性感染：败血症、结核病、伤寒、副伤寒、斑疹伤寒、布鲁菌病、EB病毒感染、巨细胞病毒感染、新型冠状病毒感染、腺病毒感染、手足口病（EV71感染）、流感、莱姆（Lyme）病、钩端螺旋体病、疟疾、黑热病、血吸虫病及真菌感染（如新型隐球菌病）等。

(2) 风湿免疫性疾病：川崎病、幼年特发性关节炎、风湿热（现已少见）、系统性红斑狼疮、结节性多动脉炎、血清病、皮肌炎、结节性非化脓性脂膜炎、韦格纳肉芽肿、恶性肉芽肿及血管性免疫母细胞淋巴结病等。

(3) 恶性肿瘤：白血病（最常见）、恶性淋巴瘤、神经母细胞瘤、肾母细胞瘤、嗜铬细胞瘤、恶性组织细胞病、朗格汉斯细胞组织细胞增生症及尤文肉瘤（Ewings sarcoma）等。

(4) 下丘脑体温中枢受累的疾病：颅脑损伤、大脑发育不全、中毒性脑病、脑炎后遗症及间脑病变等，这类发热有时可达超高热，退热药常无效。

(5) 散热障碍：中暑、无汗型外胚层发育不良等。

(6) 其他：药物热、药物中毒（如水杨酸、阿托品、安眠药中毒）、高钠血症（如垂体性或肾性尿崩症、医源性）、创伤、手术、疫苗接种反应、内出血、栓塞与血栓形成、炎性肠病、婴儿骨皮质增生症及免疫缺陷病等。

2. 慢性发热

慢性发热是指发热超过1个月的发热。长期或慢性发热主要由非感染性因素引起，但也可存在感染因素。

(1) 感染性疾病：在诊断非感染性疾病之前，必须排除结核病（包括肺外结核）、链球菌感染和感染后低热，寻找是否存在慢性病灶或小脓肿（如慢性腺窝性扁桃体炎、淋巴腺炎、鼻窦炎、龋齿、牙龈脓肿、肛周脓肿等）。

(2) 非感染性疾病：风湿免疫性疾病（如川崎病、系统性红斑狼疮、药物热、皮肌炎、结节性多动脉炎、炎性肠病等）、恶性肿瘤（如白血病、淋巴瘤等）、甲状腺功能亢进症、尿崩症、炎性肠病（如克罗恩病及溃疡性结肠炎）、血液病。夏季低热、蛋白质摄入过多及测试体温时间过长等亦会引起慢性发热。

(3) 自主神经功能紊乱性疾病：可影响正常体温的调节过程，使机体产热大于散热，体温升高，临床上表现为低热，且常伴有自主神经功能紊乱的表现，属功能性低热范畴。常见功能性低热包括：①原发性低热。见于体质特异者，由自主神经功能紊乱导致体温调节障碍。低热可持续数月，甚至数年之久，体温波动范围小，多在0.5 ℃以内。②感染后低热。为体温调节中枢功能尚未完全恢复正常所致，临床表现为病毒、细菌等感染性疾病痊愈后，低热仍持续存在。③夏季低热。低热仅发生于夏季，秋凉后自行消退，每年如此反复，连续数年后可自行消失。其多见于营养不良或大脑发育不全的婴幼儿。主要是因夏季患儿身体虚弱，体温调节功能不完善所致。④生理性低热。为剧烈运动、精神紧张或月经前出现的低热。⑤药物热。药物中毒或水杨酸、阿托品、青霉素、头孢菌素、磺胺类药、苯妥英钠等药物不良反应，以及输血或输液反应引起的低热。

（刘婷　吕兴）

参 考 文 献

[1] 封志纯,祝益民,肖昕.实用儿童重症医学[M].北京:人民卫生出版社,2012.

[2] 国家呼吸系统疾病临床医学研究中心,中华医学会儿科学分会呼吸学组,中国医师协会呼吸医师分会儿科呼吸工作委员会,等.解热镇痛药在儿童发热对症治疗中的合理用药专家共识[J].中华实用儿科临床杂志,2020,35(3):161-169.

[3] 江载芳,申昆玲,沈颖.诸福棠实用儿科学[M].8版.北京:人民卫生出版社,2016.

[4] 李万镇.危重急症的诊断与治疗:儿科学[M].北京:中国科学技术出版社,1996.

[5] 中华医学会儿科学分会心血管学组,《中华儿科杂志》编辑委员会,北京医学会儿科学分会心血管学组,中国医师协会儿科医师分会儿童晕厥专业委员会.儿童晕厥诊断指南(2016年修订版)[J].中华儿科杂志,2016,54(4):246-250.

[6] SHAH S S.,OUDWIG S.儿科症状诊断[M].刘瀚旻,主译.北京:科学出版社,2017.